だいわ文庫

飲んではいけない飲みもの 飲んでもいい飲みもの

渡辺雄二

大和書房

プロローグ

▼糖分が多く、添加物も多い

「のどがかわいた」「甘いものをとりたい」あるいは「リラックスしたい」――こんなとき、お茶飲料や清涼飲料を飲む人はとても多いと思います。コンビニやスーパー、ドラッグストア、さらに自動販売機でも、緑茶、紅茶、コーヒー、コーラ、ジュース、スポーツドリンク、ミネラルウォーターなど、さまざまな飲みものを手軽に買えます。「毎日買っている」「水代わりに飲んでいる」という人も多いでしょう。

しかし残念ながら、現在販売されている飲みものには、いくつもの問題があります。

第一に、糖分やカロリー（エネルギー）の多すぎる製品が少なくないこと。たとえば「コカ・コーラ」（コカ・コーラ カスタマーマーケティング）1本（500ml）には約56gもの糖分がふくまれ、エネルギーは225kcalもあります。「ペプシコーラ」（サントリーフーズ）や「明治いちごオ・レ」（明治乳業）なども同様です。

第二に、食品添加物をたくさん使っている製品が多いこと。香料、甘味料、保存料、着色料、酸味料など、さまざまな添加物が安易に使われています。中には、添加物と水だけという製品さえあります。

今や添加物は、ほとんどの食べものや飲みものに使われていますが、本来添加物は食品ではないため、原則的には使用が禁止されているのです。ただ、厚生労働省が認可したものだけ、いわば例外的に使ってよいとされています。

ところが、その数がとても増えてしまい、ほとんどの製品に何らかの添加物が使われています。添加物が多くなればなるほど、本来の食べものや飲みものから遠ざかった製品になってしまいます。それは、質の低下を意味します。

第三に、最近になって、合成甘味料を添加した製品がとても増えていることです。「カロリーオフ」や「ゼロカロリー」と書かれた紅茶飲料やコーラ、ジュースなどの原材料をよく見てください。ほとんどがアセスルファムK（カリウム）、またはスクラロースと表示されているはずです。どちらも、ノンカロリーの合成甘味料です。

▼体内で「異物」となる合成甘味料

アセスルファムKは、砂糖の約２００倍、スクラロースは約６００倍の甘味があるとされています。実はどちらも、自然界にはまったく存在しない人工的な化学合成物質で、人間が摂取《せっしゅ》しても、消化酵素によって分解されません。

そのため、そのまま腸から吸収され、肝臓を経由《けいゆ》して体中をグルグルめぐりますが、糖分とは違ってエネルギーとはならず、腎臓に達します。つまり、体内で代謝《たいしゃ》されず、いわば「異物」となって全身をめぐり続けます。だから、ノンカロリーなのです。

砂糖や麦芽糖などの糖分は、消化酵素によって分解されて腸から吸収され、全身にめぐり、筋肉や各臓器で細胞のエネルギー源となります。

ぶどう糖は、脳の唯一のエネルギー源です。そういう重要な栄養素だからこそ、「甘くておいしい」と感じるのです。

ところが、アセスルファムKやスクラロースは、舌の味覚神経を刺激するだけで、エネルギー源とはならないのです。

そもそも、私たちの体は、こうした自然界に存在しない化学合成物質をうまく処理できません。そのため、害をもたらすケースが多いのです。

これらの合成甘味料をふくむ飲みものを飲んだ人からは「まずい」「苦甘い」という声をしばしば耳にします。「スクラロースが入ったヨーグルトを食べたら吐いてしまった」という人さえいます。

私も何本か口にふくんでみましたが（飲み込まず吐き出しましたが）、「甘い」というよりは「苦い」という感じで変な味でした。

▼厚生労働省が毒性データを軽視

こうした化学合成物質の影響を考えるとき、2008年に中国で起こった「メラミン混入事件」を思い出します。

プラスチックの原料となるメラミンという化学合成物質が、粉ミルクや牛乳に故意に入れられて、それを飲んだ乳幼児のうち、約30万人もが腎臓結石などの健康被害を受け、少なくとも6人が死亡した事件です。

実はアセスルファムKとスクラロースは、このメラミンと共通点が多いのです。自然界に存在しない人工物であること。ドーナツ状の化学構造をしており、消化酵素で分解されず、腸からそのまま吸収されること。そして、肝臓を経由し、「異物」となって全身をめぐり、腎臓に達することです。

つまり、体内汚染を起こすのです。

確かに厚生労働省は、これらの合成甘味料を「安全性に問題はない」と判断しています。ところが、この判断自体が怪しいのです。

まず、毒性については、人間ではなく、すべてネズミなどの動物を使って調べたものです。しかし、動物で「問題がない」と結論づけられても、必ずしもそれが人間にあてはまるとは限りません。

人間の体には、それを維持するためにいくつもの複雑なシステムがあって、特にホルモン系、免疫系、神経系は重要なものです。しかし、化学合成物質が、これらのシステムや体内の遺伝子におよぼす影響を動物で調べるのは、とても難しいのです。

さらに問題なのは、動物実験で安全性を疑わせる結果が出ているのに、厚生労働省がそれを軽く見ている点です。

アセスルファムKについては、イヌを使った実験で、リンパ球の減少やGPT（肝臓障害の際に増える）の増加が認められています。また「（ネズミの）胎児への移行も認められた」というデータもあります。これは、人間でも起こり得ることです。

一方、スクラロースについては、ネズミを使った実験で、胸腺《きょうせん》や脾臓《ひぞう》のリンパ組織に萎縮《いしゅく》が、妊娠したウサギの実験では、一部で死亡例や流産が認められています。

さらに「脳への分布は低い」というデータもあります。つまり、少ないながら脳の中にも入り込むということなのです。

なお、こうしたデータは、厚生労働省資料の「アセスルファムカリウムの指定について」と「スクラロースの指定について」に載《の》っています。

食品業界は、かねてからこれら合成甘味料の使用を強く求めており、最初から「安全性に問題はない」との結論ありきという印象を受けます。

メラミンについては、以前から、ネズミを使った実験で腎臓に障害を起こすことがわかっていました。中国の事件では、多数の乳幼児に障害がみられ、粉ミルクが疑われたため、混入したメラミンが原因であることがわかりました。

しかし、仮にアセスルファムKやスクラロースが、肝臓や腎臓、そのほかに何らかの障害をもたらしたとしても、因果関係はまずわからないでしょう。特に胎児の発達や脳に対する影響については……。

したがって、こうした不安を払拭《ふっしょく》するためには、アセスルファムKやスクラロースをとらないようにするしかないのです。


最近の飲みものには、以上の三つの大きな問題点があります。本書は、主にこれらの問題点を考慮《こうりょ》して、飲みものを「飲んではいけない」「飲んでもいい」そして「飲んではいけないと飲んでもいいの中間」に分類しました。コンビニやスーパー、あるいは自動販売機などで飲みものを買う際に、参考にして頂ければ幸いです。

▼目次

プロローグ 3

第1章「飲んではいけない」飲みもの

お茶・コーヒー飲料 18
キリン 午後の紅茶 ストレートプラス／TEAS' TEA（ティーズティー）ベルガモット&オレンジティー／WONDA（ワンダ）金の微糖

炭酸飲料 24
コカ・コーラ／ペプシネックス／ファンタ グレープ／三ツ矢サイダー オールゼロ

スポーツ・栄養ドリンク 32
アクエリアス／ヘルシアウォーター グレープフルーツ味／リポビタンD

サプリ・ゼリー飲料　38
カルピス酸乳 アミールS／ウコンの力／ビタミンウォーター／メガシャキ／マカの元気／クラッシュタイプの蒟蒻畑ライト マスカット味／ミニッツメイド 朝リンゴ

乳・乳酸菌飲料　52
ブレンディ カフェオレ／明治いちごオ・レ／進化型 調製豆乳

果汁・野菜汁飲料　58
桃の天然水／ニチレイ アセロラリフレッシュ／Qoo（クー） とってもヘルシーオレンジ

アルコール飲料　64
キリンゼロ〈生〉／メルシャン ミラージュ

コラム1　添加物よりも糖分を気にするのはおかしい　68

第2章「飲んではいけない」と「飲んでもいい」の中間の飲みもの

お茶・コーヒー飲料 72
キリン 生茶／サントリー緑茶 伊右衛門／ヘルシア緑茶／キリン 午後の紅茶 ストレートティー／紅茶花伝 ロイヤルミルクティー／サントリー ウーロン茶／サントリー 黒烏龍茶／サントリー 胡麻麦茶／ルーツ アロマブラック／WONDA（ワンダ） モーニングショット
炭酸飲料 92
ファンタ オレンジ／三ツ矢サイダー／C.C.レモン／キリンフリー
スポーツ・栄養ドリンク 100
ポカリスエット／グラソー ビタミンウォーター パワーC／オロナミンC／レッドブルエナジードリンク
サプリ・ゼリー飲料 108
ファイブミニ／C1000ビタミンレモン／眠眠打破／ウイダー in ゼリー エネル

ギーイン
乳・乳酸菌飲料 116
グリコ カフェオーレ／雪印コーヒー／マウントレーニア カフェラッテ／カルピスウォーター／明治ブルガリアのむヨーグルト LB81プレーン／植物性乳酸菌ラブレ
果汁・野菜汁飲料 128
なっちゃん オレンジ／グリコ 赤りんご青りんご／充実野菜 緑黄色野菜ミックス／野菜生活100
ミネラルウォーター 136
エビアン／クリスタルガイザー
アルコール飲料 140
アサヒ スタイルフリー／キリン氷結レモン ストロング
コラム2 香料が入った飲みものが多すぎる！ 144

第3章「飲んでもいい」飲みもの

お茶・コーヒー飲料 148
お〜いお茶 緑茶／綾鷹 上煎茶／爽健美茶／アサヒ 十六茶／シンビーノ ジャワティストレート レッド／伊藤園 ウーロン茶／からだ巡茶／六条麦茶／Natural ジャスミンティー／ボス 無糖ブラック

乳・乳酸菌飲料 168
明治おいしい牛乳／ドトール カフェ・オ・レ／高千穂牧場カフェ・オ・レ／のむヨーグルトプレーン／おいしい無調整豆乳

果汁・野菜汁飲料 178
POM うんしゅうみかんジュース／1日分の野菜／野菜一日 これ一本／小岩井しっかり摂れる濃い野菜／カゴメ トマトジュース

ミネラルウォーター 188
ボルヴィック／ヴィッテル／サントリー天然水 南アルプス／い・ろ・は・す

アルコール飲料 196
キリン ラガービール／麒麟淡麗〈生〉／クリア アサヒ／おいしい酸化防止剤無添加赤ワイン／浦霞 特別純米酒
コラム3 トクホには頼らないほうがいい 206

第4章 安全な飲みものの知識を知っておこう

1 飲みものに使われている水を知ろう 210
どんな水が使われているのか？／水道水と地下水の違い／日本コカ・コーラがうたう「純水」って何？／あえてミネラルを残した水を使うアサヒ飲料／地下水を使っているメーカーも多い
2 食品添加物はできるだけ避けよう 215
添加物は食品ではない／食品原料との見分け方／なぜ物質名と用途名が併記されてい

るのか？／それでも使われている添加物はわからない！／表示が免除される例外的な添加物／プラスチックを飲めますか？／微妙な影響は動物ではわからない／天然添加物も油断はできない

3 残留農薬や遺伝子組み換え作物の心配は？ 231

厳しくなった残留農薬の取り締まり／果実飲料と牛乳からは検出されず／将来、豆乳やビールの原料が変わる？／そもそも遺伝子組み換え作物とは何か？／日本の製品は大半が「遺伝子組み換えでない」／遺伝子組み換え作物の問題点

4 飲みものに使われる糖分・栄養分を知ろう 240

糖分はとりすぎるのが問題／1日にとってよい糖分の量／「糖分」と「糖類」や「糖質」は別物！／なぜ栄養成分を表示しないのか？／「糖質ゼロ」は、本当はゼロではない

5 容器の安全性 246

ペットボトルの安全性は高い／缶は底が白いものを探せ／紙パックの内側が気になる？／レトルトも危険性はほぼない／本当は瓶が一番いい！

コラム4 本書に載っていない飲みものをどう判断するか？ 252

［**飲んではいけない**］

・危険性の高い添加物を使っている製品
・合成甘味料のアセスルファムKやスクラロースを使っている製品
・添加物が多く、糖分も多い製品
・消費者をあざむくような（あるいは紛らわしい）表示をしている製品

［**飲んでもいい**］

・無添加の製品
・添加物の具体名が表示され、それの安全性が高い製品

［**飲んではいけないと飲んでもいいの中間**］

・本文を読んで、「いい」か「いけない」か、ご自分で判断してみてください

第1章

「飲んではいけない」飲みもの

キリン 午後の紅茶 ストレートプラス

●キリンビバレッジ

飲むなら〈ストレートティー〉か〈レモンティー〉

「どうして〈午後の紅茶〉がいけないの?」と、ビックリしている人も少なくないと思います。〈午後の紅茶〉には〈ストレートティー〉や〈レモンティー〉など何種類かありますが、その中で「飲んではいけない」のは〈ストレートプラス〉です。

なぜなら、合成甘味料のアセスルファムKが添加されているからです。さらに、天然甘味料のステビアも添加されています。

この製品はトクホ(特定保健用食品)で、ボトルには「本品は、難消化性デキストリン(食物繊維)の働きにより、糖の吸収をおだやかにするので、食後の血糖値が気になる方の食生活の改善に役立ちます」と表示されています。

要は、糖分の代わりに**アセスルファムKとステビアを使い、血糖値の上昇をできるだけ抑《おさ》えようという狙いでしょう。**ただ、**かえってそれらの影響のほうが心配**です。

アセスルファムKは、2000年に認可された新しい添加物です。プロローグで書

お茶・コーヒー飲料

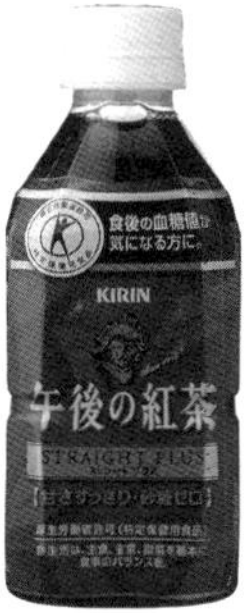

★食品原料 難消化性デキストリン（食物繊維）、紅茶（ディンブラ80％以上）

★添加物 香料、ビタミンC、甘味料（アセスルファムK、ステビア）

★成分（1本350ml あたり）エネルギー11kcal、たんぱく質0g、脂質0g、糖質1～1.8g、食物繊維5.6g、ナトリウム19mg、ショ糖0g、難消化性デキストリン（食物繊維として）5g、カリウム45.5mg、カフェイン52.5mg

いたように、消化酵素で分解されず、そのまま腸から吸収されて、血液中に入ります。肝臓を経由して「異物」となり、体中をグルグルめぐって、腎臓に到達するのです。

この循環は、肝臓や腎臓への影響が心配されます。実際、イヌにアセスルファムKを0・3％と、3％ふくむえさを2年間食べさせた実験では、0・3％群でリンパ球の減少、3％群で肝臓障害の際に増えるGPTの増加とリンパ球の減少が認められました。肝臓がダメージを受けたり、免疫力が低下する可能性があるということです。

一方、ステビアは、南米原産のキク科・ステビアの葉から抽出された甘味料で、精巣に悪影響をおよぼす心配があります。そのため、EU（欧州連合）では使用が認められていません。アジアでも、香港やシンガポールでは使用禁止です。

TEAS' TEA《ティーズティー》ベルガモット&オレンジティー

●伊藤園

カロリーよりも添加物を気にして

紅茶飲料は女性に人気がありますが、「糖分が気になる！」という人が多いと思います。そんな人をターゲットにしたのが、この製品です。「カロリーＯＦＦ」と表示されている通り、１本（５００ml）あたり80ｋｃａｌです。合成甘味料のアセスルファムＫとスクラロースを添加することで、低カロリーにしているのです。

しかし〈午後の紅茶 ストレートティー〉の場合、合成甘味料を使っていませんが、１本（５００ml）が80ｋｃａｌとまったく同じなのです。「〈午後の紅茶〉は甘さが足りない」という不満を持っている人に狙いをつけているのかもしれません。

スクラロースは、１９９９年に認可された添加物で、砂糖の約６００倍の甘味があるとされます。アセスルファムＫと同様に体内で分解されず「異物」となって体中をめぐり、腎臓に達します。何より気がかりなのは、スクラロースが有機塩素化合物の一種であるという点です。

お茶・コーヒー飲料

有機塩素化合物とは、有機物に塩素が結合したもので、毒性の強いものが多いのです。実は、猛毒のダイオキシンも有機塩素化合物なのです。ほかに、使用禁止になった農薬のＤＤＴやＢＨＣなどもそうです。同じ有機塩素化合物でも、化学構造によってもちろん毒性は違うので、スクラロースとそれらが同じとはいえませんが……。

ただし、スクラロースを５％ふくむえさをラット（実験用白ネズミ）に４週間食べさせた実験では、脾臓と胸腺（リンパ球を成長させる器官）のリンパ組織に萎縮が認められました。つまり、免疫力が低下する可能性があるということです。

したがって、摂取しないほうが賢明です。なお〈ＴＥＡＳ′ ＴＥＡ マンハッタンミルクティー〉にも、アセスルファムＫとスクラロースが使われています。

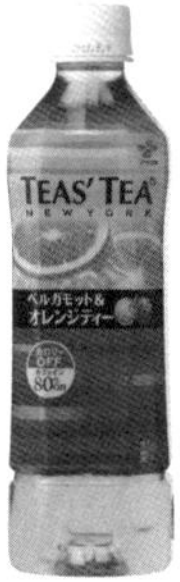

★食品原料 糖類（砂糖、果糖）、オレンジ果汁、紅茶

★添加物 香料、酸味料、ビタミンC、甘味料（アセスルファムK、スクラロース）

★成分（100ml あたり）エネルギー16kcal、たんぱく質0g、脂質0g、炭水化物4.0g、ナトリウム4.0〜10.0mg、カフェイン3.3mg

WONDA《ワンダ》 金の微糖

●アサヒ飲料

気になる乳化剤の中身

さかんにテレビCMされている製品で、数多くの種類がありますが、中でも「飲んではいけない」のは〈金の微糖〉です。なぜなら、やはりアセスルファムKとスクラロースが使われているからです。そのほか、乳化剤や香料が使われています。

「乳化剤って何？」と疑問に思う人もいるでしょう。この製品は、ミルクタイプの缶コーヒーで、牛乳や全粉乳、デキストリン（ぶどう糖をたくさん結合させたもの）などがふくまれています。乳化剤は、牛乳や全粉乳の脂肪分と水とが均一に混じるようにする目的で添加されています。しかし、問題があるのです。

化学合成された乳化剤は、全部で9品目ありますが、このうち4品目はもともと食品にふくまれていたり、食品成分に近いもので、安全です。しかし、そのほかの品目には心配な点があります。

特に2008年に認可された「ポリソルベート60」と「ポリソルベート80」は、発

がん性の疑いがあります。マウスにポリソルベート60の原液を塗った実験では、40〜50％に良性の皮膚腫瘍《しゅよう》が発生しました。また、ラット20匹にポリソルベート80を溶かした液を注射した実験では、11匹にがんが発生しました。注射による実験なので「発がん性がある」とは判断されていませんが、心配な結果です。

しかし、これらが使われていても「乳化剤」としか表示されません。

香料は、合成が約１３０品目、天然が何と約６００品目もあり、合成香料の中には、毒性の強いものがあります。しかし、これも「香料」としか表示されません。

なお、キリンの〈キリンＦＩＲＥ《ファイア》挽《ひ》きたて微糖〉やサントリーの〈ボス　贅沢《ぜいたく》微糖〉にも、アセスルファムＫとスクラロースが使われています。

お茶・コーヒー飲料

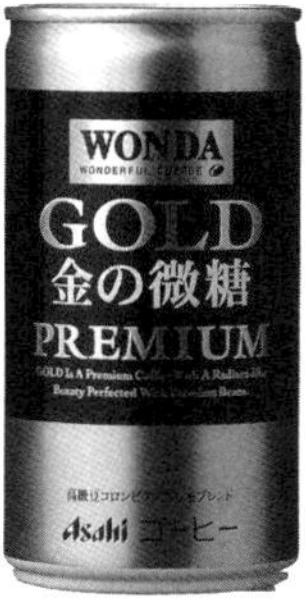

★食品原料　牛乳、コーヒー、砂糖、全粉乳、脱脂粉乳、デキストリン

★添加物　乳化剤、カゼインNa、香料、甘味料（アセスルファムK、スクラロース）、酸化防止剤（ビタミンC）

★成分（100gあたり）エネルギー16kcal、たんぱく質0.6g、脂質0.3〜0.6g、炭水化物2.6g、ナトリウム46mg、糖類1.8g、リン約20mg、カリウム約110mg、カフェイン約70mg

コカ・コーラ

●コカ・コーラ カスタマーマーケティング

コカが香料に使われているかも？

「〈コカ・コーラ〉は独特のにおいと味がする」と感じている人が多いと思います。そのにおいと味は、主に添加物の香料によるものです。

かつて「コカの葉を使っているから、コカ・コーラというんだ」という噂が流れました。コカは、麻薬（コカイン）の原料となる植物です。私は、そんな危ない植物を飲みものに使うはずがないと思っていましたが、厚生労働省が出している天然添加物のリストを見て、唖《あ》然《ぜん》としました。ちゃんと「コカ」とあるのです。英語名は「Ｃｏｃａ」で、まさしく「Ｃｏｃａ－Ｃｏｌａ」と同じつづりです。

そこで、日本コカ・コーラに問い合わせると「香料の内容については教えられない。天然香料をいくつもブレンドして使っている」といいます。ということは、コカを香料に使っている可能性もあり得るということです。そして、仮に使っていたとしても、制度上は問題ないのです。リストに載っているのですから。それにしても……。

カラメル色素は、コーラ独特の茶色っぽい黒色をつけるために使われています。デンプンや糖蜜を熱処理して得たもの、それに亜硫酸化合物やアンモニウム化合物を加えて熱処理して得たものなど、合計4種類あります。アンモニウム化合物を加えたものは、細菌に対して突然変異を起こしたり、染色体異常を起こすことがわかっています。しかし、どれを使っていても「カラメル色素」としか表示されません。

酸味料は、リン酸が使われています。リン酸をとりすぎるとカルシウムや鉄の吸収が悪くなることがわかっています。このほか、神経を刺激するカフェインが添加され、糖分は1本（500ml）あたり約56gふくまれます。

なお〈ペプシコーラ〉（サントリーフーズ）も、原材料は同じです。

炭酸飲料

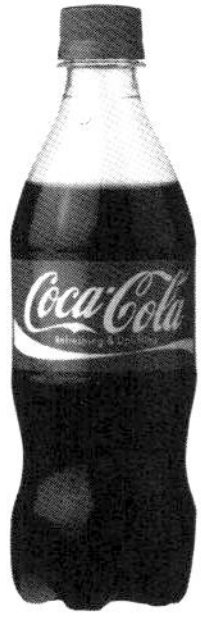

★食品原料 糖類（果糖ぶどう糖液糖、砂糖）

★添加物 カラメル色素、酸味料、香料、カフェイン

★成分（100ml あたり）エネルギー45kcal、たんぱく質0g、脂質0g、炭水化物11.3g、ナトリウム0mg

ペプシネックス

●サントリーフーズ

食品原料なしのオール添加物飲料

「〈コカ・コーラ〉より〈ペプシコーラ〉のほうが好き」という人も少なくないと思います。とくにカロリーゼロの〈ネックス〉は人気があるようです。

しかし「こんなものを飲んで大丈夫なの？」と問いかけずにはいられません。何しろ食品原料は一切使われておらず、すべて添加物なのです。

この製品は〈ペプシコーラ〉のダイエットタイプで、糖分は使われていません。その代わりに、合成甘味料のアスパルテームとアセスルファムＫが使われています。

アスパルテームは、アミノ酸のアスパラギン酸とフェニルアラニン、メチルアルコールを結合させたもので、甘味度は砂糖の１８０〜２２０倍です。しかし、メチルアルコールは「劇物」で、人間が誤って飲むと失明するおそれがあります。

アメリカでは、アスパルテームの使用が１９８１年に認められましたが、それを摂取した人たちから、頭痛やめまい、不眠、視力・味覚障害などに陥《おちい》ったという苦情が相次ぎました。メチルアルコールが体内で分離してしまったことが原因、と考えられます。

　さらに**１９９０年代後半には、複数の研究者によって、アスパルテームが人間に脳腫瘍を起こす可能性があることが指摘されました。**また、２００５年にイタリアで行なわれた動物実験では、アスパルテームによって白血病やリンパ腫の発生が認められ、人間が食品からとっている量に近い量でも、異常が観察されたといいます。

　ちなみに〈コカ・コーラ ゼロ〉に使われている甘味料は、アスパルテーム、アセスルファムＫ、スクラロースです。ほかに、カラメル色素、酸味料、香料、カフェインが使われています。こちらも、すべて添加物の飲みものです。

炭酸飲料

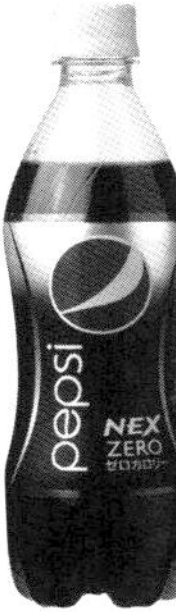

★食品原料　なし

★添加物　酸味料、カラメル色素、香料、甘味料（アスパルテーム・L-フェニルアラニン化合物、アセスルファムカリウム）、カフェイン

★成分（100ml あたり）エネルギー0kcal、たんぱく質0g、脂質0g、炭水化物0g、ナトリウム17mg、糖分0g

ファンタ グレープ

●コカ・コーラ カスタマーマーケティング

子どもにねだられたら、せめて〈オレンジ〉を

子どもに人気のある〈ファンタ〉ですが、食品原料は「果糖ぶどう糖液糖」のみで、ほかはすべて添加物です。

果糖ぶどう糖液糖とは、果糖とぶどう糖の混合物。デンプンを原料に、それを分解してぶどう糖を作り、酵素で処理して果糖に変えます。ぶどう糖は甘味が弱いため、甘味の強い果糖に変えるのです。結果的に、それらが混じり合った状態になります。

成分に「炭水化物12ｇ」とありますが、実際には果糖ぶどう糖液糖のことです。そのため、1本（500ml）には、なんと60ｇもの糖分がふくまれています。

糖分は、1日に体重1kgあたり1ｇ程度に抑えるのが好ましいとされています。したがって、体重が20kgの子どもが〈ファンタ グレープ〉を1日に1本飲んだだけで、明らかに糖分のとりすぎになります。

さらに問題なのは、保存料の安息香酸Na（ナトリウム）が添加されていることです。

炭酸飲料

安息香酸Naは毒性が強く、5%をふくむえさをラットに4週間食べさせた実験では、すべて過敏状態、尿失禁、けいれんなどを起こして死んでしまいました。

もちろん、飲みものにはこんなに大量には添加されていませんが、体によくないことは間違いないでしょう。

安息香酸NaはビタミンCなどと化学反応を起こし、ベンゼンという化学物質に変化する場合があります。**ベンゼンは、人間に白血病を起こす**ことがわかっています。

日本消費者連盟が２００７年に〈ファンタ グレープ〉を検査したところ、ベンゼンが１ℓあたり１・７マイクログラム（マイクロは１００万分の１）検出されました。

ごく微量ですが、飲みものとして好ましくありません。

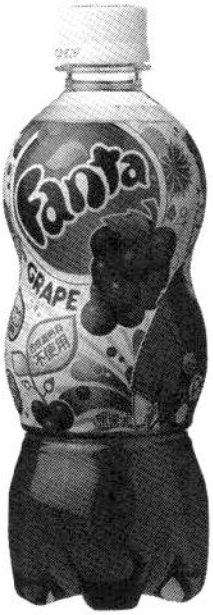

★食品原料 果糖ぶどう糖液糖

★添加物 香料、着色料（カラメル、アントシアニン）、酸味料、保存料（安息香酸Na）、ビタミンB_6

★成分（100ml あたり）エネルギー48kcal、たんぱく質0g、脂質0g、炭水化物12g、ナトリウム5～10mg、ビタミンB_6 0.4mg

三ツ矢サイダー オールゼロ

●アサヒ飲料

むしろ普通のサイダーのほうがいい

「サイダーは糖分が多いけど、これなら糖分ゼロなので安心」と思って、この製品をお子さんに飲ませている人も少なくないと思います。確かに、糖分が入っておらず、ゼロカロリーなので、肥満や高血糖をまねく心配はありません。

しかし、糖分の代わりに合成甘味料のアセスルファムKとスクラロースが使われており、むしろ問題があるのです。

唯一の食品原料である「ポリデキストロース」は、ぶどう糖とソルビトール（食品添加物の一つ）およびクエン酸を化学反応させて作ったもので、消化液で分解されにくいため、食物繊維の一つに数えられています。一応は食品に分類されていますが、どちらかといえば食品添加物に近いものです。毒性はほとんどないといえますが、消化されにくいため、一度にたくさんとると下痢を起こすことがあります。

香料は、合成が約１３０品目、天然が約６００品目もあって、それらを数品目、あるいは数十品目混ぜ合わせて、独特の香りが作られます。合成香料の中には、毒性の強いものがありますが、それが使われていても「香料」としか表示されないので、消費者にはわかりません。**ボトルには「果実などから集めた香りにより……」とありますが、「果実など」とあるので、合成香料が使われている可能性もあります。**

酸味料は、文字通り酸味を出すために添加されるもので、乳酸、クエン酸、アジピン酸など、26品目あります。もともと果実や野菜にふくまれているものが多く、それをまねて化学合成されており、毒性の強いものは見当たりません。

ただ、どれを何品目使っても、やはり「酸味料」としか表示されないので、何が使われているのかわからないという問題があります。

炭酸飲料

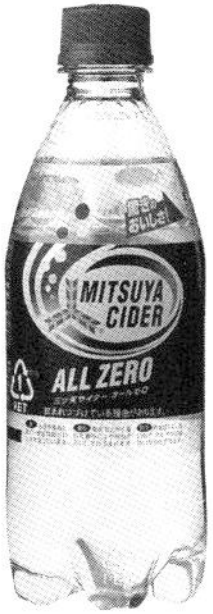

★食品原料 食物繊維（ポリデキストロース）

★添加物 香料、酸味料、甘味料（アセスルファムK、スクラロース）

★成分（100ml あたり）エネルギー0kcal、たんぱく質0g、脂質0g、糖質0g、食物繊維0.3g、ナトリウム5～15mg、糖類0g、リン1mg 未満、カリウム10mg 未満

アクエリアス

●コカ・コーラ カスタマーマーケティング

このままポカリの軍門にくだるのか

「〈ポカリスエット〉(大塚製薬)とどう違うの?」と思っている人も多いでしょう。〈ポカリスエット〉には合成甘味料は使われていませんが、この製品には、スクラロースが添加されています。

〈ポカリスエット〉と同様、ナトリウムやマグネシウムなどが水に溶けていて汗に近いので、スムーズに水分が補給できるといいます。さらに、アミノ酸やクエン酸を加えています。

しかし、この程度の量のアミノ酸では、栄養を補給することにはなりません。クエン酸も、俗に「疲労回復によい」といわれていますが、確たる証拠はありません。

多くの添加物が使われていますが、クエン酸はもともとレモンやみかんなどにふくまれる成分なので、安全性の点では心配ありません。クエン酸Naも、クエン酸にNaを結合させたもので、これも問題ありません。

スポーツ・栄養ドリンク

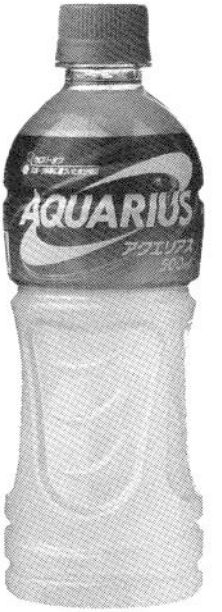

★食品原料 高果糖液糖、はちみつ、塩化Na、海藻エキス、ローヤルゼリー

★添加物 クエン酸、クエン酸Na、香料、アルギニン、塩化K、塩化Mg、乳酸Ca、酸化防止剤（ビタミンC）、甘味料（スクラロース）、イソロイシン、バリン、ロイシン

★成分（100ml あたり）エネルギー19kcal、たんぱく質0g、脂質0g、炭水化物4.7g、ナトリウム34mg、カリウム8mg、マグネシウム1.2mg、アルギニン25mg、イソロイシン1mg、バリン1mg、ロイシン0.5mg

アルギニン、塩化Mg（マグネシウム）、乳酸Ca（カルシウム）、イソロイシン、バリン、ロイシンなども栄養強化剤なので、特に問題はありません。

問題なのは、香料と合成甘味料のスクラロースです。天然の香料は、自然界に生息する植物やきのこ、魚などから特定の香り成分を取り出したものです。もともと食品として利用されているものから抽出したものが多くなっています。

しかし、食品ではないものから抽出した場合、どれだけ安全性が保証されているのか、はなはだ疑問です。なお、合成香料の中には、サリチル酸メチルなど毒性の強いものがあります。

スクラロースは、前にも書いたように問題の多い合成甘味料です。

ヘルシアウォーターグレープフルーツ味

●花王

買うなら〈緑茶〉のほうを

「脂肪を減らすために、運動の際にこれを飲んでいる」という人もいると思います。

この製品はトクホで、「脂肪を消費しやすくする」と大きく表示されていますが、お勧めできません。問題のある甘味料が使われているからです。

〈ヘルシアウォーター〉は〈ヘルシア緑茶〉の姉妹品で、茶カテキンを1本中に540mgふくんでいます。その作用で体内の脂肪を消費させるといい、「本品は茶カテキンを豊富に含んでおり、エネルギーとして脂肪を消費しやすくするので、体脂肪が気になる方に適しています」という許可表示があります。

ところが、こんな表示もあるのです。

「体質や体調によっては、飲みすぎるとお腹がゆるくなる場合があります」

つまり、下痢を起こすことがあるということなのです。

なぜかというと、原材料の「エリスリトール」に原因があります。これは甘味料の

スポーツ・栄養ドリンク

一種です。ぶどう糖を酵母で発酵させて作った糖アルコールで、果実類やキノコなどにふくまれていることもあって、いちおう食品に分類されています。甘味度は砂糖の70～80％で、ほとんどエネルギーになりません。

しかし、**エリスリトールは消化されにくいため、腸がデリケートな人だったり、そうでなくても一度にたくさんとると下痢を起こすことがある**のです。

１９９８年の夏、アサヒ飲料の〈オー・プラス〉が下痢を起こす可能性があるということで自主回収されましたが、エリスリトールが大量にふくまれていたためです。

さらに、これまで何度もその問題点を指摘してきた合成甘味料のスクラロースが添加されています。〈ヘルシアスパークリング〉にもスクラロースが添加されています。

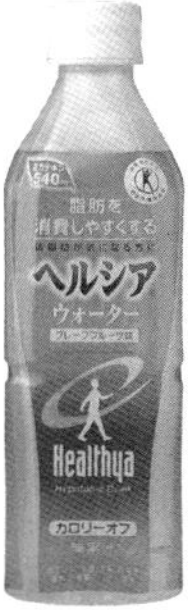

★食品原料 茶抽出物（茶カテキン）、エリスリトール、グレープフルーツ果汁、ぶどう糖、食塩

★添加物 環状オリゴ糖、酸味料、香料、ビタミンC、甘味料（スクラロース）

★成分（1本500ml あたり）エネルギー18kcal、たんぱく質0g、脂質0g、炭水化物8g、ナトリウム255mg、茶カテキン540mg、カフェイン15mg

リポビタンD

●大正製薬

とても一発では力が出ない

「ファイト、いっぱーつ！」のＣＭで知られる〈リポビタンＤ〉。以前は医薬品だったため薬局でしか買えませんでしたが、１９９９年の規制緩和によって指定医薬部外品となり、コンビニや駅売店などでも買うことができるようになりました。

医薬部外品とは、医薬品に比べて穏やかな作用のもので、育毛剤や制汗剤などがあります。これとは別に、厚生労働大臣が指定したものを指定医薬部外品といい、〈リポビタンＤ〉などの栄養補給剤は、これにあたります。

医薬部外品は効能をうたうことができるので、ボトルのラベルに効能が書かれています。すなわち、疲れたとき、病気をしたときやその後、食欲がないとき、発熱して体力を消耗したときの栄養補給などに適している、ということです。

「でも、本当に疲れがとれて元気が出るの？」と疑問に思っている人もいるでしょう。

主成分のタウリンはアミノ酸の一種で、筋肉、心筋、脾臓、肺などにふくまれています。タウリンの約70%は筋肉にあります。そこで、タウリンを補給して筋肉を作ろうということなのでしょうか。しかし、一度にたくさんとったからといって、すぐに筋肉が発達して「ファイト、いっぱーつ!」とはならないでしょう。

次のイノシトールは、細胞膜を構成するリン脂質の成分として重要ですが、これも補給したからといって、すぐに細胞が元気になるということはないでしょう。

これを飲んだだけですぐに疲れがとれたり、弱った体が回復したり、体力が強化されるということは考えにくいでしょう。添加物として、保存料の安息香酸Naが使われていますが、〈ファンタ グレープ〉で書いたように問題の多いものです。

スポーツ・栄養ドリンク

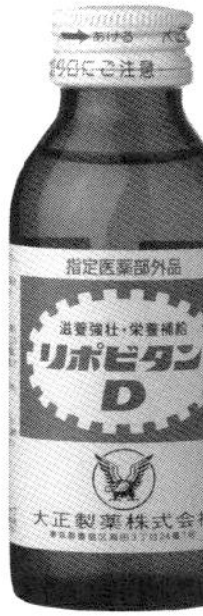

《指定医薬部外品》

★効能 肉体疲労・病中病後・食欲不振・栄養障害・発熱性消耗性疾患などの場合の栄養補給、滋養強壮、虚弱体質

★添加物 白糖、D-ソルビトール、クエン酸、安息香酸Na、香料、グリセリン、バニリン

★成分（1ビン100ml あたり）タウリン1000mg、イノシトール50mg、ニコチン酸アミド20mg、チアミン硝化物（ビタミンB_1）5mg、リボフラビンリン酸エステルナトリウム（ビタミンB_2）5mg、ピリドキシン塩酸塩（ビタミンB_6）5mg、無水カフェイン50mg

カルピス酸乳 アミールS

●カルピス

腎臓の働きは悪くならないか?

かつて、長嶋茂雄氏がテレビＣＭで宣伝していた製品です。長嶋氏は、２００４年3月に脳梗塞《のうこうそく》を起こして入院しました。〈アミールＳ〉は「血圧が高めの方に」というトクホです。

「その宣伝をしていたミスターが、なぜ脳梗塞に?」と、疑問を持った人もいるかもしれませんね（長嶋氏がこれを飲んでいたかはわかりませんが）。

この製品には「本品は『ラクトトリペプチド』（ＶＰＰ、ＩＰＰ）を含んでおり、血圧が高めの方に適した食品です」という許可表示があります。つまり、血圧が高めの人が飲むと、血圧をいくらか下げられるというわけです。

なぜ、血圧を下げられるのかというと、「ラクトトリペプチド」という乳酸菌飲料にふくまれるポリペプチド（アミノ酸がいくつか結合したもの）が、腎臓内の血圧を上げる酵素の働きを妨害するからです。

サプリ・ゼリー飲料

それで腎臓内の血圧上昇が抑えられ、全身の血圧が低下するのです。カルピスによると〈アミールS〉を毎日飲んでもらったところ、8週間で上の血圧（収縮期血圧）が約14mmHg、下の血圧（拡張期血圧）が約7・5mmHg低下したといいます。

しかし、**これを飲んでの血圧低下は、腎臓内の酵素の働きを妨害することでもたらされたものです。**それによって、腎臓内での血圧上昇が不充分となり、老廃物のろ過が充分に行なわれなくなるのではないか、という心配があります。

血圧を下げたいなら、〈アミールS〉で無理に血圧を低下させるよりも、普段からの食事に気をつけて、塩分を減らしたほうが賢明です。

なお、この製品にもアスパルテームとアセスルファムKが添加されています。

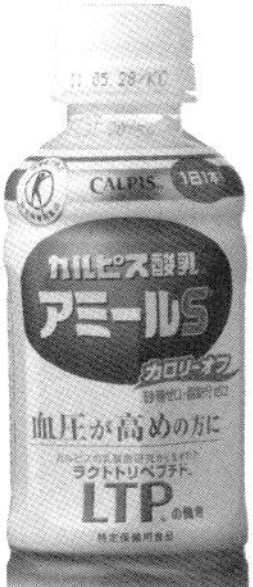

★食品原料 乳酸菌飲料、還元麦芽糖水飴

★添加物 安定剤（大豆多糖類、ペクチン）、香料、酸味料、セルロース、甘味料（アスパルテーム・L-フェニルアラニン化合物、アセスルファムK）

★成分（1本200ml あたり）エネルギー34kcal、たんぱく質2.2g、脂質0g、糖質7.2g、食物繊維1.2g、ナトリウム100mg、カルシウム72mg、ショ糖0g、ラクトトリペプチド（VPP、IPP）3.4mg、リン59mg、カリウム110mg

ウコンの力

●ハウス食品

本当に肝機能を高めるかは未知数

ＳＭＡＰの中居正広がテレビＣＭでさかんに宣伝している製品です。そのネーミングから「肝臓によい」という効果をイメージさせています。ＣＭの内容も、アルコールのダメージを受ける肝臓を保護し、二日酔いを防ぐことを暗示するものです。

しかし、本当にそうした効果はあるのでしょうか？

ボトルには、大きな文字で「クルクミン30mg配合」「毎日元気に乾杯！」とあります。ウコンにふくまれる黄色い色素のクルクミンは、俗に「肝臓の機能を高める」といわれています。

そこで、クルクミンを配合していることを強調し、また「毎日元気に乾杯！」と書きそえることで、肝機能を高めて、アルコールのダメージを軽減させるという効果を暗示しているのです。

はっきりと効果をうたうと、食品に効果をうたうことを禁じた薬事法に違反します。

サプリ・ゼリー飲料

しかし、暗示した場合でも、効果をうたえば本来は薬事法違反なのですが……。

そもそも、クルクミンに効果があるのかというと、はなはだ疑問です。

健康食品を検証している国立健康・栄養研究所によると「俗に『抗酸化作用がある』『肝臓によい』『発がん性を抑制《よくせい》する』などといわれているが、ヒトでの有効性・安全性については信頼できるデータが見当たらない」といいます。

添加物の増粘《ぞうねん》多糖類は、樹皮や海藻などから抽出した粘性のある多糖類で、とろみをつけるために使われます。30品目ほどあり、安全性の疑わしいものがありますが、「増粘多糖類」としか表示されないので、何が使われているかわかりません。

このほか、合成甘味料のスクラロースとアセスルファムKも使われています。

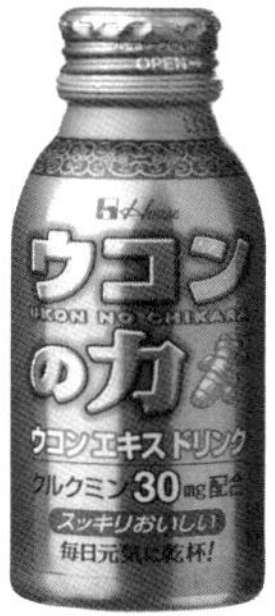

★食品原料 果糖ぶどう糖液糖、デキストリン、ウコンエキス

★添加物 酸味料、増粘多糖類、イノシトール、ウコン色素、香料、環状オリゴ糖、ナイアシン、ビタミンC、甘味料（スクラロース、アセスルファムK、ソーマチン）、ビタミンE、ビタミンB_6

★成分（1本100ml あたり）エネルギー28kcal、たんぱく質0g、脂質0g、炭水化物6.9g、ナトリウム0mg、ビタミン$B_6$0.7mg、ビタミンE1.0mg

ビタミンウォーター

●サントリーフーズ

ビタミンCは1日に1000mgもいらない

「どうせ飲むなら体によさそうなものを」ということで、ビタミンC飲料を飲んでいる人も多いでしょう。その代表格である〈ビタミンウォーター〉ですが、お勧めできません。

この製品1本（500ml）には、1000mg、すなわち1gものビタミンCが入っています。しかし、ほとんどが必要ないものなのです。

この製品を1日に1本飲んだとします。当然ながら、ビタミンCを1000mgとることになります。しかし、厚生労働省の「第6次改定日本人の栄養所要量」によると、ビタミンCの1日所要量は18歳以上で100mgです。

これだけとっていれば、壊血病（ビタミンC不足によって歯肉や皮膚などから出血する病気）になることもなく、健康を維持できるのです。

「じゃあ、ほとんどのビタミンCがムダに？」と思うでしょう。その通りなんです。

サプリ・ゼリー飲料

それから、この製品には、香りをより強くするために香料が添加されています。しかし香料は、不自然で強烈なにおいを放つものが多く、味も人工的なものに変化させてしまいます。そのため、かえって「まずい」と感じる人もいるでしょう。

また、これまで何度も問題点を指摘してきた合成甘味料のスクラロースも添加されています。こうした製品は飲まないほうが無難です。

なお、もう一つの代表的なビタミンC飲料〈C1000 レモンウォーター〉（ハウスウェルネスフーズ）にも、1本（500ml）にビタミンCが1000mgふくまれていますが、同様にスクラロースも添加されています。

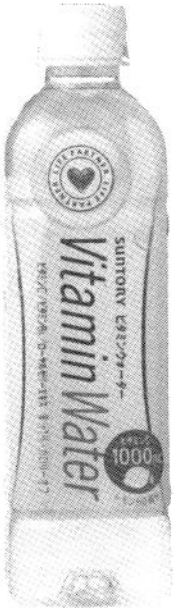

★食品原料 果糖、レモン果汁、還元麦芽糖水飴、ローヤルゼリーエキス、塩化Na

★添加物 ビタミンC、香料、酸味料、乳酸Ca、塩化Mg、ベニバナ色素、塩化K、甘味料（スクラロース）、ビタミンB_6

★成分（100ml あたり）エネルギー20kcal、たんぱく質0g、脂質0g、炭水化物5.2g、ナトリウム15mg、ビタミンC200mg、ビタミン$B_6$0.3 mg、カリウム10mg 未満、リン1mg 未満

メガシャキ

●ハウス食品

普通のコーヒーを飲めば充分か

「あらら、なんか眠いな」というアップテンポなＣＭソングで知られるこの製品。ネーミングでもわかるように、眠気覚ましに効くというドリンクですが、どの程度の効果があるのかわかりません。

効果を示すこと自体、薬事法に違反する可能性があります。

ボトルには「仕事、勉強、ドライブに／活性持続／ジンジャーレモン味／スパイスの力」という大きな文字。そして「ピリッと程よい刺激の香辛料抽出物（ショウガ・トウガラシ）とカフェイン、アルギニン配合」とあります。これらの成分によって、神経が覚醒され、仕事や勉強が持続できると、遠まわしにうたっているのです。

カフェインは、コーヒーや紅茶、緑茶などにふくまれるアルカロイドの一種で、中枢神経を興奮させる作用があります。ただし、子どもや妊婦には害になることがあるので〈メガシャキ〉には、「妊婦、小児、体調のすぐれない方及びカフェインに敏感

サプリ・ゼリー飲料

な方などは、避けてください」という注意表示があります。

ちなみに、アルカロイドとは植物にふくまれる成分で、強い生理作用を持っており、ほかにニコチン、コカイン、モルヒネなどが知られています。

アルギニンはアミノ酸の一種で、俗に「疲労回復や精力増強などの効果がある」といわれていますが、はっきり確認されたわけではありません。そもそも、体内で合成されるアミノ酸なので、わざわざ外からとらなくてもよいものです。

結局のところ、多量のカフェイン（1本に約100mgふくまれる）によって神経を刺激して眠気を防ごうというものでしょうか。それならコーヒーを飲めばよい気がします。なお、合成甘味料のスクラロースが添加されています。

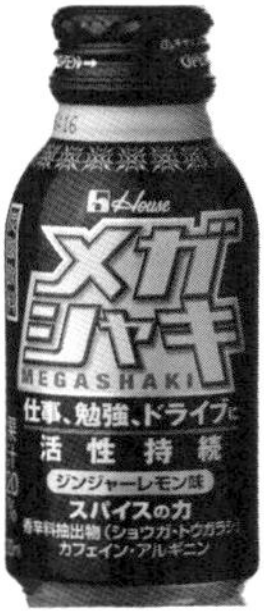

★食品原料 果糖ぶどう糖液糖、りんご濃縮果汁、はちみつ、レモン濃縮果汁、しょうがエキス、食塩

★添加物 アルギニン、酸味料、環状オリゴ糖、カフェイン、増粘剤（キサンタンガム）、酸化防止剤(酵素処理ルチン)、乳化剤、香辛料抽出物、甘味料(スクラロース)、香料、ビタミンB_1

★成分（1本100ml あたり）エネルギー42kcal、たんぱく質1.2g、脂質0g、炭水化物9.4g、ナトリウム0mg、アルギニン500mg

マカの元気

●明治製菓

元気が出るほどマカは入ってない

ボトルには、大きな文字で「ここ一番！」と書かれ、さらに「伝説の活力素材〝マカ〟」とあります。

どんな場合の「ここ一番！」なのかは書かれていませんが、マカと聞けば、たいていの人はすぐにピンとくるはず。マカは精力増強サプリとして、新聞や雑誌などでさかんに宣伝されているからです。

マカはペルー原産のアブラナ科の植物で、海抜4000〜5000mという高地に生息しています。現地では茎部分が食品として利用されていて、俗に「男女ともに強壮作用がある」といわれています。それが日本にも伝わり、出回っているのです。

「本当に効果なんてあるの？」と感じている人も多いと思いますが、健康な男性56人に対して、マカを1日1・5gまたは3g、12週間とってもらったところ、性欲の改善が示唆されたという報告があります。しかし〈マカの元気〉1本にふくまれるマカ

サプリ・ゼリー飲料

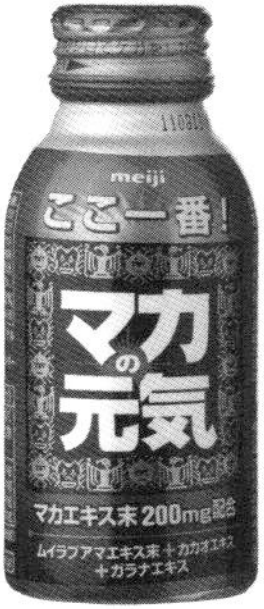

★食品原料 果糖ぶどう糖液糖、濃縮ぶどう果汁、マカエキス末、カカオエキス、ガラナエキス、ムイラプアマ（樹皮）エキス末

★添加物 酸味料、カラメル色素、香料、カフェイン（抽出物）、甘味料（アセスルファムK、スクラロース）

★成分（1本100ml あたり）エネルギー42kcal、たんぱく質0.2g、脂質0g、炭水化物10.3g、ナトリウム40mg、マカエキス末200mg、ムイラプアマエキス末50mg、カカオエキス100mg、ガラナエキス50mg

エキス末は、わずか0・2gですから、効果は期待できないでしょう。

このほか、**ムイラプアマは南米原産の低木で、俗に「性機能を増強する」といわれていますが、確たる証拠はありません。**

ガラナは種子にカフェインと似た物質をふくみ、アマゾン川周辺の住民がコーヒーのように飲んでいます。俗に「強壮作用や疲労回復・ストレス解消の効果がある」といわれていますが、やはりそれを証明するデータはありません。

また、これまで何度も問題点を指摘してきたアセスルファムKとスクラロースが添加されている点からも、お勧めできません。

クラッシュタイプの蒟蒻畑ライト マスカット味

●マンナンライフ

消化されにくい成分が二つも入っている

マンナンライフといえば、窒息《ちっそく》事故を起こして問題になったコンニャクゼリーの製造元として有名ですが、この製品も同じくこんにゃく粉を使ったものです。

パッケージには「おなかの調子を整える」と大きく書かれ、「消費者庁許可／特定保健用食品」とあります。**なんとトクホなのです。**裏側には「難消化性デキストリンがふくまれているのでおなかの調子を整えます」という許可表示があります。

難消化性デキストリンは、デンプンを加熱し酵素で処理して得られるもので、ぶどう糖がつながった構造をしています。消化酵素で分解されない食物繊維の一種であり、便を軟らかくして便通をよくする働きがあります。

ただし「摂《と》り過ぎあるいは体質・体調によりおなかがゆるくなることがあります」という注意表示もありました。

ほかに、エリスリトールという甘味料が使われています。これも、とりすぎると下

サプリ・ゼリー飲料

痢を起こすことがあります。

ゲル化剤は、中身をゼリー状にするもので、増粘多糖類が使われています。樹皮や海藻などから抽出した粘性のある多糖類で、30品目ほどあり、安全性の疑わしいものがいくつかあります。

しかし、1品目を使った場合は具体名を表示することになっていますが、おかしなことに2品目以上を使った場合は「増粘多糖類」という表示でよいので、何が使われているのかわかりません。

消化されにくい成分が二つも入っているので、腸がデリケートな人は食べないほうがよいでしょう。なお、合成甘味料のスクラロースが添加されています。

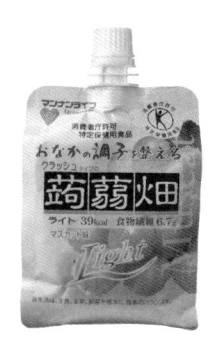

★食品原料 果糖ぶどう糖液糖、難消化性デキストリン、エリスリトール、マスカット果汁、果糖、洋酒、こんにゃく粉

★添加物 ゲル化剤（増粘多糖類）、酸味料、乳酸Ca、香料、甘味料（スクラロース）

★成分（1袋150gあたり）エネルギー39kcal、たんぱく質0g、脂質0g、糖質12.9g、食物繊維6.7g、ナトリウム45mg、リン12mg、カリウム35mg、難消化性デキストリン（食物繊維として）5g

ミニッツメイド 朝リンゴ

●コカ・コーラ カスタマーマーケティング

朝食代わりとしてはカロリー低すぎ

短時間で手軽にエネルギーやビタミンなどをとることができるというゼリー飲料。「朝食代わりにゼリー飲料を飲んでいる」という人も少なくないでしょう。しかし、この製品は、ダイエットを意識しすぎているためか、カロリー不足になっています。厚生労働省の「第6次改定日本人の栄養所要量」によると、成人女性が1日に必要なエネルギーは１８００〜２０５０ｋｃａｌです（男性は２２５０〜２６５０ｋｃａｌ）。女性が1日に3食とって、昼か夜にたくさん（１０００ｋｃａｌ程度）食べたとしても、朝食は最低でも３００ｋｃａｌくらいは必要でしょう。午前中の仕事をこなすためにも、ある程度のエネルギーは必要だからです。

ところが、この製品には72ｋｃａｌしかふくまれていません。朝食代わりにこれだけを飲んだ場合、カロリー不足になってしまいます。

中身をゼリー状にするため〈蒟蒻畑〉と同様に増粘多糖類が添加されています。

サプリ・ゼリー飲料

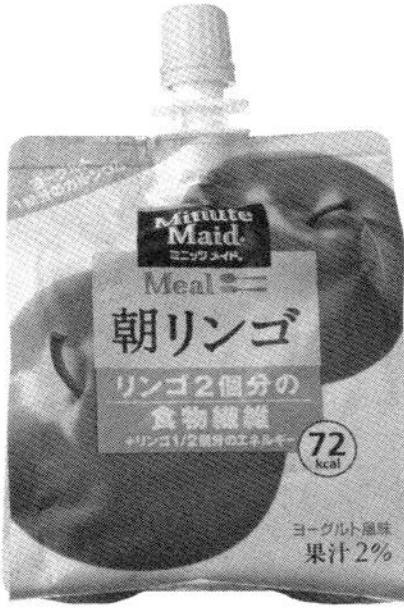

★食品原料 砂糖、食物繊維、りんご果汁、脱脂粉乳、発酵乳、寒天

★添加物 乳酸Ca、増粘多糖類（大豆由来）、香料、酸味料、酸化防止剤（V．C）、甘味料（スクラロース）

★成分（1袋180gあたり）エネルギー72kcal、たんぱく質0.7g、脂質0g、糖質15.1g、食物繊維8.3g、ナトリウム23mg、カルシウム150mg

「大豆由来」とあるので、大豆から得られた「ダイズヘミセルロース」が使われているようです。ただし、具体名ではなく「増粘多糖類」とあるので、そのほかにも何か使われているのでしょう。なお、ダイズヘミセルロースは、一般飲食物添加物の一つです。これは、通常の食品から作られた添加物で、安全性に問題はありません。

この製品は、砂糖やりんご果汁によって甘味をもたせていますが、さらに合成甘味料のスクラロースを添加しています。 前にも書いたように、スクラロースは体内でほとんど代謝されないので、ゼロカロリーです。女性のダイエット志向に合わせて、こうした製品作りをしているのでしょう。しかし、スクラロースは、「異物」となって細胞や遺伝子に影響をおよぼす可能性があります。

ブレンディ カフェオレ

●味の素ゼネラルフーヅ

糖分は少ないけれど……

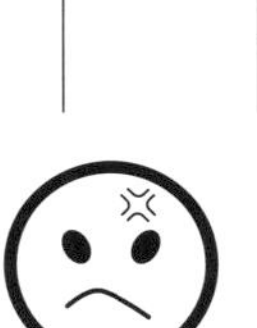

ときどき電車の中で、女子学生が四角い５００mlの紙パック入りのカフェオレをストローで飲んでいる姿を見かけます。甘くてクリーミィなので、おいしく感じるのでしょう。でも「そんなに飲んで大丈夫？」と思わざるを得ません。糖分がかなり入っており、脂肪も多いからです。

そんな心配を抱く人が多いからか、〈ブレンディ カフェオレ〉は糖分とカロリーをかなり減らしています。普通カフェオレには、１００mlあたり糖分が約10ｇ、エネルギーが50～70ｋｃａｌふくまれていますが、この製品は糖分が約５ｇ、エネルギーが35ｋｃａｌと、半分近くになっています。

もうピンと来た人も多いかと思います。**この製品も、問題の多いアセスルファムＫとアスパルテームを使っている**のです。

普通のカフェオレ製品１パック（５００ml）を一気に飲んでしまった場合、やはり

乳・乳酸菌飲料

糖分とカロリーのとりすぎという感は否めません。だからといって、安易に合成甘味料を使うのではなく、もっと工夫ができないものでしょうか？

たとえば、多少甘みは減ってしまうと思いますが、糖分を減らす。あるいは糖分の割合は同じでも紙パックの容量を半分くらいにすれば、とりすぎを防ぐことはできるはずです。

〈グリコ　カフェオーレ〉（東北グリコ乳業）の場合、パッケージの形を工夫して1本を200mlにし、糖分を全部で約19g、エネルギーを111kcalにしています。

もちろん合成甘味料は使っていません。

各メーカーにも、こうした工夫をしてもらいたいものです。

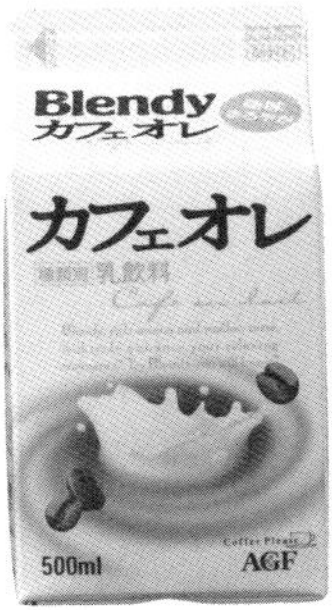

★食品原料　乳製品、砂糖・ぶどう糖果糖液糖、コーヒー、乳糖、ココナッツオイル

★添加物　香料、甘味料（アセスルファムK、アスパルテーム・L-フェニルアラニン化合物）

★成分（100ml あたり）エネルギー35kcal、たんぱく質1.1g、脂質1.0g、炭水化物5.5g、ナトリウム11〜41mg

明治いちごオ・レ

●明治乳業

メーカーも何の香料が使われているかわからない

「香料のにおいが強すぎる」と感じる人も少なくないと思います。なにしろ、パックを開ける前からイチゴの甘ったるいにおいが漂ってくるのですから。

パックを開けると、ツンと鼻を突く人工的で強烈なにおいがします。これを「いいにおい」と感じるか「不快なにおい」と感じるかは個人差があると思いますが、少なくとも私にとっては不快なにおいです。

一般的に不快なにおいのするものは、体にとってよくありません。

香料は、合成と天然がありますが、合成の中には、サリチル酸メチルやイソチオシアン酸アリルなど、毒性の強いものがあります。しかし、それらが使われていたとしても「香料」としか表示されないのでわかりません。人工的で鼻を刺激する強いにおいがする場合、合成香料が使われている可能性が高いのです。

明治乳業に問い合わせると「天然香料と合成香料を混ぜ合わせて使っている」とい

乳・乳酸菌飲料

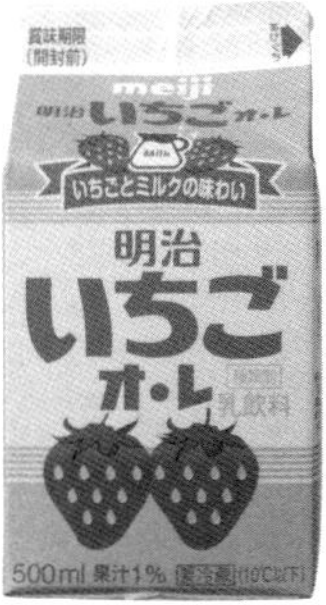

★食品原料　ぶどう糖果糖液糖、乳製品、砂糖、いちご、水あめ、粉末油脂、ココナッツオイル

★添加物　香料、酸化防止剤（ビタミンC）、pH調整剤、ベニコウジ色素、酸味料

★成分（100ml あたり）エネルギー52kcal、たんぱく質1.1g、脂質0.59g、炭水化物10.5g、ナトリウム38mg

います。やはり合成香料が使われていました。

具体的に何が使われているのか問いただすと、「香料メーカーの企業秘密ということもあって、具体的に何が使われているのかは当社でも確認できていない」とのこと。しかし、それで安全性を確保できるのでしょうか？

pH調整剤は、食品の酸性度やアルカリ度を調整し、変質や変色を防いだり、保存性を高めるために使われます。アジピン酸やリン酸などの酸が多く、それほど毒性の強いものは見当たりませんが、いくつ使っても「pH調整剤」としか表示されません。

ベニコウジ色素は、ベニコウジカビから抽出された赤い色素で、5％混ぜたえさをラットに13週間食べさせた実験では、腎臓の組織に壊死《えし》が見られました。

進化型 調製豆乳

●キッコーマン飲料

豆乳神話も鵜呑《うの》みにはできない

「豆乳は体によい！」と思って飲んでいる人も多いと思います。豆乳は、たんぱく質を豊富にふくみ、大豆イソフラボンやレシチンなども多いので、確かに体にとってプラスになる面が多いのですが、この製品はお勧めできません。

なぜなら、合成甘味料のアセスルファムKを添加しているからです。さらに、ほかにも問題のある成分や添加物がふくまれています。

パッケージには「牛乳のカロリー45％ＯＦＦ」と大きく書かれています。同社のポピュラーな〈調製豆乳〉のダイエットタイプです。それを実現しているのが、甘味料のアセスルファムKとエリスリトールなのです。

エリスリトールは、ぶどう糖を酵母で発酵させて製造される糖アルコールです。ほとんど消化されないため、確かにエネルギーになりにくい。しかし、たくさんとると、下痢を起こすことがあるので、腸がデリケートな人は注意が必要です。

乳・乳酸菌飲料

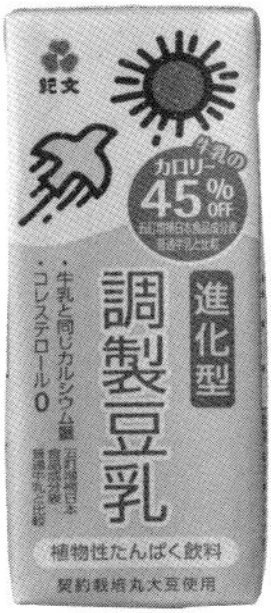

★食品原料 大豆（カナダ産）（遺伝子組み換えでない）、天日塩、エリスリトール、米油

★添加物 香料、乳酸Ca、炭酸Ca、乳化剤、甘味料（アセスルファムK）、安定剤（カラギナン）、ビタミンD

★成分（1本200ml あたり）エネルギー72kcal、たんぱく質6.4g、脂質3.8g、炭水化物2.8g、ナトリウム150mg、カルシウム240mg、ビタミンD2.5μg、マグネシウム36mg、鉄0.8mg、コレステロール0g

ほかに、安定剤のカラギナンが添加されていますが、安全性に問題があります。カラギナンは、海藻の一種から抽出された天然添加物ですが、15%ふくむえさをラットに食べさせた実験では、結腸腫瘍の発生を促進させることがわかりました。

また、鶏卵に注射した実験では、ヒナに異常が見られました。カラギナンは、いろんな食品に使われていますが、避けたほうが無難です。なお、〈調製豆乳〉にもカラギナンが添加されています。

「豆乳が好きなので飲みたい」という人は、同社の〈おいしい無調整豆乳〉をお勧めします。これなら添加物は使われておらず、たんぱく質もより多くふくまれています。値段もほぼ同じです。

桃の天然水

●ジェイティ飲料

復活した「天然水」は糖分がいっぱい

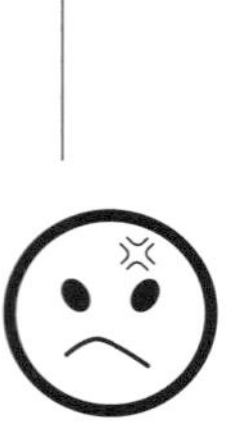

かつて歌手・華原朋美の「ヒューヒュー」というテレビＣＭで大ヒットした製品です（「懐かしいなぁ」と感じている人も少なくないでしょう）。しかしその後、市場から姿をほとんど消しました。１９９８年にカビ混入による回収騒ぎがあって人気が急落。さらに健康ブームで糖分の多い飲みものが敬遠されるようになったからです。

ところが最近、再びコンビニなどで見かけるようになりました。２００６年から初代の復刻版といえる製品が売り出され、少しずつ人気を回復しているのです。

ただし、いろいろ問題があります。まず、ネーミングが紛らわしい。「天然水」という言葉には、「水代わりに飲んで」という意味が込められているように感じます。中身が透明なのも「水」を印象づけています。しかし、実際は砂糖水なのです。天然水ではありません。

また〈桃の天然水〉１本（５００ml）には、炭水化物が42・５ｇふくまれていますが、ほとんどが糖分です（ちなみにエネルギーは１７０ｋｃａｌ）。

人間が１日にとってよい糖分は、体重１kgあたり約１ｇとされています。糖分をとりすぎると、急激に血糖値が上がって糖尿病になりやすくなったり、中性脂肪が増えて肥満につながります。

子どもの場合、これ１本で１日にとってよい糖分の量を超えます。大人でも、そのネーミングに釣られて１日に２本も飲んだとすると、やはりとりすぎです。**水を飲む感覚で、この製品を毎日飲み続けていたら、肥満や糖尿病になる可能性大でしょう。**

また、この製品には香料が添加されていて、ふたを開けると、甘ったるい人工的なにおいが鼻を刺激します。

果汁・野菜汁飲料

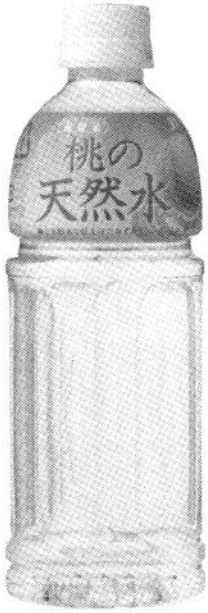

★食品原料 果糖ぶどう糖液糖、もも果汁

★添加物 酸味料、香料

★成分（100ml あたり）エネルギー34kcal、たんぱく質0g、脂質0g、炭水化物8.5g、ナトリウム18.1mg

ニチレイアセロラリフレッシュ

●サントリーフーズ

健康的なイメージに反して危険な添加物が

アセロラはカリブ諸島特産の果実で、ビタミンCを豊富に（レモンの約18倍）ふくみます。30年ほど前にアメリカのビタミンCブームで注目され、それに目をつけたニチレイが果実を輸入し、１９８６年からアセロラドリンクとして売り出しました。「今はサントリーが販売してるの?」と驚いた人もいるでしょう。実は、サントリーが２０１０年にブランドオーナーとなり、製造・販売しているのです。

この製品の特徴は、なんといっても天然のビタミンCを豊富にふくんでいることです。１本（５００ml）に50～２５０mgふくんでいるといいます。幅があるのは、アセロラの果実にふくまれるビタミンCの量が変動するためでしょう。

成人が１日に必要とするビタミンCは、前にも書いたように１００mgです。したがって、たくさんビタミンCをとっても、必要以上の量はムダになってしまうのです。

添加物のアントシアニン色素は、ムラサキイモやぶどう果皮などから抽出された紫

果汁・野菜汁飲料

色の色素で、安全性に問題はありません。

甘味料のスクラロースについてはこれまで何度も書きましたが、ショ糖（砂糖）の三つの水酸基（－ＯＨ）を、塩素原子（Ｃｌ）に置き換えることで作られます。**「砂糖が原料なら安全じゃないの？」と思うかもしれませんが、そうではない**のです。

ショ糖という有機物に塩素が結合しているので、スクラロースは有機塩素化合物の一種です。有機塩素化合物は、人間に害をおよぼすものが多く、猛毒のダイオキシンや農薬のＤＤＴなどもそうなのです。

有機塩素化合物にもいろいろあって、もちろん毒性もそれぞれ違っているのですが、こうした化学物質はできるだけとらないほうが賢明です。

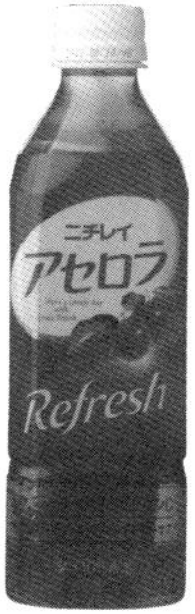

★食品原料 果糖ぶどう糖液糖、アセロラ果汁

★添加物 酸味料、香料、アントシアニン色素、甘味料（スクラロース）、カロチノイド色素

★成分（100ml あたり）エネルギー19kcal、たんぱく質0g、脂質0g、炭水化物4.8g、ナトリウム24mg、ビタミンC10～50mg、カリウム10mg未満、リン1mg 未満

Ｑｏｏ《クー》とってもヘルシーオレンジ

●コカ・コーラ カスタマーマーケティング

確かに低カロリーだがヘルシーではない

丸い顔にとんがり頭の子どもをイメージしたキャラクターが「クー」とおいしそうに飲むＣＭで知られる製品です。「とってもヘルシーオレンジ」「糖分&カロリー１／２」と大きく表示されていますが、実は「ヘルシー」とは言えません。

ボトルには「このＱｏｏはね、１本あたりたったの85ｋｃａｌしかないんだよ」とあります。普通のジュースは糖分が多く、１本（５００ml）には50ｇ前後ふくまれ、エネルギーは２５０ｋｃａｌ前後になっています。そのため「子どもが飲むと、肥満や糖尿病の原因になる」という見方が一般的です。

そこで、各メーカーはスクラロースやアセスルファムＫなどの新しい合成甘味料を使って糖分を減らし「ヘルシーな飲料品」とアピールします。この製品もそうです。

しかし、これまで何度も指摘してきたように、スクラロースとアセスルファムＫは、自然界にない人工化学物質です。

果汁・野菜汁飲料

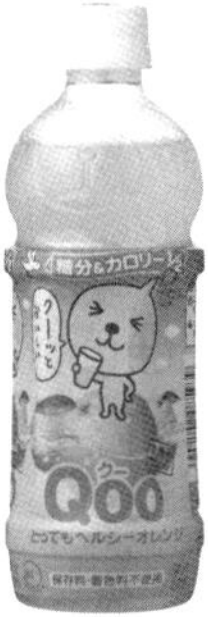

★食品原料 オレンジ、果糖ぶどう糖液糖

★添加物 香料、酸味料、ビタミンC、甘味料（スクラロース、アセスルファムK）

★成分（100ml あたり）エネルギー18kcal、たんぱく質0g、脂質0ｇ、炭水化物4.5g、ナトリウム0mg、糖類4.1g

試しに〈Ｑｏｏ〉を口にふくんでみましたが、苦味をともなう甘さでした。その「にが甘さ」はずっと残り、しばらくすると舌が少しピリピリして、軽いしびれを感じました。合成甘味料を使っていないジュースを飲んだときは、こんなことはありませんので、おそらくスクラロースやアセスルファムＫが原因でしょう。

なお、ボトルに「つかっている水は、とってもきれいな純水」とありますが、日本コカ・コーラによると「水道水をイオン交換処理（イオン交換樹脂で水に溶けているミネラルや塩素などを取り除く）やろ過によって、ミネラルや塩素などを除去して純水にしている」とのこと。**いくら不純物を取り除いたとはいえ、水道水を「純水」とうたうのはいかがなものでしょうか**（これは同社の〈ファンタ〉も同じです）。

キリンゼロ〈生〉

●麒麟麦酒

アルコールと甘味料がダブルで肝臓を直撃?

缶には、大きな文字で「糖質０」とあり、さらに「カロリーオフ」とあります。こうデカデカと表示されると「糖分をとりたくない」「ビール腹になりたくない」という人は、つい買ってしまうのではないでしょうか。

この製品は、発泡酒の一種です。発泡酒は、ビール（麦芽、ホップ、さらに米などの副原料をビール酵母で発酵させたもの）に比べて麦芽の割合が少なくなっています。〈キリンゼロ〉の場合、原料に糖類、大豆たんぱく、酵母エキスを加えることで、麦芽の割合を低くしているのです。

発泡酒は、酒税法上ビールに比べて税金が安くなっていて、３５０mlあたりビールが77円であるのに対して、発泡酒は47円です。そのため、価格が安いのです。

この製品には、「『糖質ゼロ』は１００ml当たり糖質０・５g未満のもの、『カロリーオフ』は１００ml当たり20ｋｃａｌ以下のものに表示可能です。（栄養表示基準に

アルコール飲料

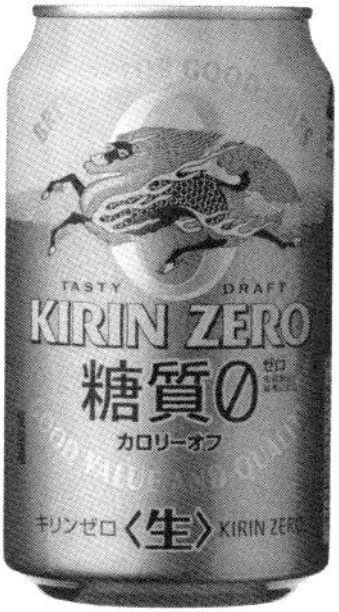

★食品原料 麦芽、ホップ、糖類、大豆たんぱく、酵母エキス

★添加物 甘味料（アセスルファムK）

★成分（100ml あたり）エネルギー19kcal、たんぱく質0.1～0.3g、脂質0g、糖質0g、食物繊維0～0.1g、ナトリウム0～10mg

よる)」と小さく表示されています。つまり**「糖質ゼロ」とうたいながら、100mlあたり糖質が「0~0・5g未満」の範囲で入っている**ということなのです。

「それって、だましていることにならないの？」と憤りを感じる人もいるでしょう。しかし、消費者庁の栄養表示基準では、100mlあたり糖質が0・5g未満であれば「糖質0g」と表示してよいことになっているので、違法ではありません。

また、この製品にもアセスルファムKが添加されています。「カロリーオフ」すなわち「100ml当たり20kcal以下」を実現するためのようですが、アセスルファムKはイヌを使った実験で、肝臓障害を起こした際に増加するGPTを増やすことがわかっています。アルコールと相乗的に肝臓にダメージを与える可能性大です。

メルシャン ミラージュ

●メルシャン

頭痛の種はワインにあり？

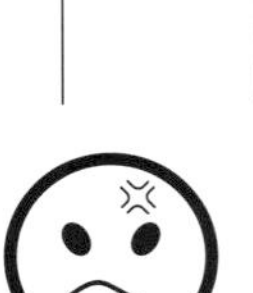

「ワインを飲むと頭が痛くなる」「下痢をする」という人がいます。私も以前、ワインを飲んでお腹をこわしたことがありました。酸化防止剤として使われている亜硫酸塩が、頭痛や下痢の原因と考えられます。なぜなら、無添加のワインを飲むようになってから、お腹をこわすことはなくなったからです。

瓶には「酸化防止剤（亜硫酸塩）」と表示されています。この製品に限らず、国産も外国産も（とりわけ外国産では）ほぼ１００％、こう表示されています。

ご承知のように、ワインはぶどうを酵母で発酵させて造ります。その本場はヨーロッパですが、昔からワイン造りには亜硫酸塩が使われていたといいます。酵母が増えて発酵が進みすぎるのを抑えたり、雑菌を消毒したりするためです。現在は、ワインが酸化して変質するのを防ぐ目的でも使われています。

しかし、**亜硫酸塩は毒性が強い**のです。いくつか種類がありますが、最もよく使わ

アルコール飲料

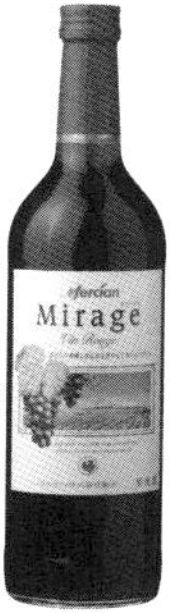

★**食品原料** 輸入ぶどう果汁、輸入ワイン

★**添加物** 酸化防止剤（亜硫酸塩）

★**成分** アルコール分11%
＊そのほかは、表示されていない（ワインは成分表示のない製品が多い）

れているのは「二酸化硫黄」です。これは亜硫酸ガスともいい、火山ガスや工場排煙にふくまれる有毒ガスです。だからこそ、雑菌の繁殖を防ぐことができるのです。

二酸化硫黄を０・０１％および０・０４５％ふくむ２種類の赤ワインと、０・０４５％ふくむ水を、ラットに長期にわたって毎日少量を飲ませた実験では、肝臓の組織呼吸の抑制が認められました。また、ビタミンB_1の欠乏を引き起こして成長を悪くすることも確かめられています。

厚生労働省では、ワイン中の二酸化硫黄の量を０・０３５％以下に規制していますが、この実験の「０・０１％」より高濃度です。亜硫酸塩が添加されたワインを飲むと、薬っぽい味がすることがありますが、添加量が多いからでしょう。

添加物よりも糖分を気にするのはおかしい

「どうしてこんなに悪者あつかいされるんだろう？」――こんな「糖分」たちの嘆きが聞こえてきそうです。「虫歯になる」「肥満を引き起こす」「糖尿病の原因になる」などといわれ、今やみんなから嫌われている「糖分」。

しかし、本当に糖分はそんなに悪者なのでしょうか？

実は大昔から、人間は糖分をとても好んできたのです。紀元前３０００年には、すでにサトウキビから砂糖を製造したという記録が残っているといいます。

糖分には、口に入れると、鋭い甘味によって、満足感や幸福感を得ることができるという魅力があります。おそらく、すばやく吸収されて、体のエネルギー源となるからでしょう。

特にぶどう糖は、脳が活用できる唯一のエネルギー源であり、そのことと得られる満足感は、深く関わっているように思います。

おそらく昔は、砂糖はものすごく貴重なもので、それを食べることができたのは、裕福なごく一部の人たちだったのでしょう。

ところが「飽食の時代」となって、今や砂糖は、誰にでもたやすく手に入

column 1

るものとなりました。糖分は、さまざまな食べものや飲みものにたくさん使われるようになり、その結果「悪者」となってしまったのです。

しかし、糖分自体は決して悪くありません。糖分は人間にとって、今でも貴重なエネルギー源であり続けています。

むしろ悪いのは、糖分をとりすぎる私たちのほうでしょう。あるいは、とりすぎてしまうような社会環境といえるかもしれません。

これから糖分といかに付き合っていくかというのは、大げさにいうと、人間にとってたいへん重要なテーマになると思います。

現在、糖分の代わりに、安易に合成甘味料を使うという流れができつつあります。しかし、それを進めていってよいものなのでしょうか？

それよりも、「糖分とは何か？」をもう一度見つめ直して、人間にとって、もっとプラスになるような糖分との付き合い方を見い出したほうがよいでしょう。もともと、糖分は悪くはないのですから。

第2章

「飲んではいけない」と「飲んでもいい」の中間の飲みもの

キリン 生茶

●キリンビバレッジ

ライバル商品とは違う「香料が入ったお茶」

〈生茶〉には、伊藤園の〈お～い お茶〉、サントリーの〈伊右衛門〉、日本コカ・コーラの〈綾鷹〉などとは決定的な違いがあります。香料が添加されていることです。

お茶飲料は、無添加のイメージが強い飲みものです。水代わりに飲む人も多いので、個人的には香料を添加すべきではないと考えています。

香料については何度も書きましたが、合成が約１３０品目、天然が約６００品目もあり、それらをいくつも組み合わせて、独特の香りが作られています。

しかし、いくつ使っても「香料」という一括名しか表示されないのです。合成香料の中には、毒性の強いものがありますが、それが使われていてもわかりません。

実は〈生茶〉も、香料が使われない時期がありました。２００５年3月にリニューアルされ、それは無香料でした。そうなったのは、私も少し関係していたようです。

〈生茶〉の発売は、２０００年3月です。人気女優の松嶋菜々子をテレビＣＭに起用

お茶・コーヒー飲料

して売り上げを伸ばし、〈お〜いお茶〉に次ぐ第2位のシェアを占めました。

ただ当時の〈生茶〉は、ふたを開けると鼻をつく人工的なにおいがして、味も通常のお茶とは違う不自然なものでした。化学合成された香料を使っていたからです。

そこで「週刊金曜日 2004年6月11日号」の「新・買ってはいけない」の欄で〈生茶〉を取り上げて、香料を使うことの問題点を指摘し、掲載誌をキリンビバレッジに送りました。それから約半年後、同社は香料の使用を止めたのです。

しかし、またリューアルして、再び香料が添加されるようになりました。キリンビバレッジによると**「天然の香料を使っている」**とのことで、以前の〈生茶〉に比べると、人工的な強いにおいはしませんが、やはりお茶の自然な香りとは違います。

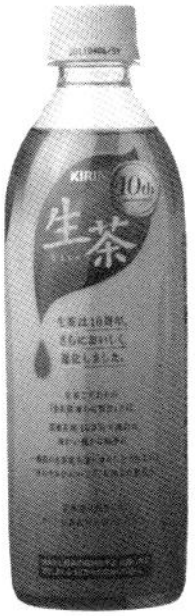

★食品原料 緑茶（国産）、生茶葉抽出物（国産）

★添加物 ビタミンC、香料

★成分（100ml あたり）エネルギー0kcal、たんぱく質0g、脂質0g、炭水化物0g、ナトリウム11mg、リン1mg、カリウム15mg、カフェイン17mg

サントリー緑茶 伊右衛門

●サントリーフーズ

なぜ成分表示がないのか？

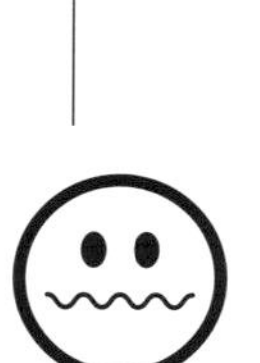

俳優の本木雅弘と宮沢りえの絶妙なテレビＣＭで知られるこの製品。ちなみに、本木雅弘が演じているのは、京都の老舗《しにせ》茶問屋「福寿園」の創業者である福井伊右衛門です。そのＣＭが功を奏し、今や〈お～いお茶〉に次ぐシェアを占めています。

ただし、気になることがあります。ほかの緑茶飲料はボトルに成分表示があるのに〈伊右衛門〉にはないのです（ホームページには載っていますが）。

ちなみに緑茶飲料の成分で注目すべきは、ナトリウムの量です。添加されたビタミンＣの正体がわかるからです。**緑茶飲料は、酸化して色や香り、味が変化しやすいため、酸化防止の目的でビタミンＣを添加しています。**

本来ビタミンＣとは、Ｌ－アスコルビン酸のことですが、実は添加物としては類似物質のＬ－アスコルビン酸Naも使用が認められています。もちろんＬ－アスコルビン酸のほうが安心できますが、どちらを使っても「ビタミンＣ」と表示されます。

お茶・コーヒー飲料

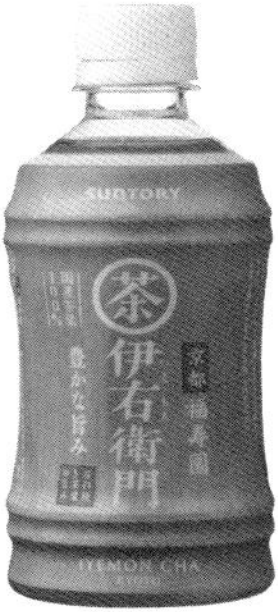

★食品原料 緑茶（国産）

★添加物 ビタミンC

★成分（100ml あたり）
エネルギー0kcal、たんぱく質0g、脂質0g、炭水化物0g、カリウム約10mg、リン10mg未満、カフェイン約10mg、カテキン180mg、ナトリウム11mg
（成分はサントリーフーズに問い合わせて確認した数値）

しかし、どちらが使われているのか知る方法があります。普通、緑茶をお湯で淹《い》れた場合、その浸出液には100gあたり3mgのナトリウムがふくまれています（『五訂食品成分表』より）。したがって、緑茶飲料のナトリウム量がそれをかなりオーバーしていれば、L-アスコルビン酸Naが使われていることがわかります。

サントリーに問い合わせると、「100mlあたり11mgのナトリウムをふくむ。しかし、L-アスコルビン酸Naは使っていない」との返事。これは矛盾《むじゅん》しています。

納得がいかず、さらに訊《き》くと「茶葉を抽出する水に抽出効率を高めるため、重曹《じゅうそう》（炭酸水素Na）を混ぜているので、結果的にナトリウムが多くなる」とのことでした。

なお、重曹は茶葉の成分と反応して「二酸化炭素と水と塩になる」とのこと。

ヘルシア緑茶

●花王

高濃度茶カテキンには弊害もある？

「脂肪を減らすために飲んでいる」という人も少なくないと思います。消費者庁からトクホの許可を得ており、ボトルには「本品は茶カテキンを豊富に含んでおり、エネルギーとして脂肪を消費しやすくするので、体脂肪が気になる方に適しています」と表示されています。

茶カテキンは茶葉にふくまれるポリフェノールの一種で、渋みを感じさせる成分です。普通のお茶飲料には、３５０mlあたり１５０mg前後のカテキンがふくまれていますが、〈ヘルシア緑茶〉にはその約３・５倍の５４０mgがふくまれています。この高濃度の茶カテキンが、体脂肪を減少させるというのです。

花王によると、軽度肥満の健康な男女80人に高濃度茶カテキン飲料（1本あたり茶カテキンを５８８mgふくむ）とコントロール飲料（１本あたり茶カテキンを１２６mgふくむ）を１日１本、12週にわたって続けて飲んでもらったところ、高濃度茶カテキン飲料群では、腹部の内臓脂肪および皮下脂肪の面積が減少したといいます。しかし、高濃度ゆえの弊害《へいがい》もあるようです。

こんな実験結果があります。**健康なボランティアに緑茶10杯分に相当する緑茶エキス**（お茶を煎じ、水分を飛ばして乾燥後粉末にしたもので、茶カテキン５７２mg、カフェイン１２４・３mgをふくむ）**を1日で飲んでもらったところ、胃部不快感をもたらすケースがあった**といいます（『癌の臨床 第49巻第3号』より）。

この緑茶エキスにふくまれる茶カテキンは、〈ヘルシア緑茶〉１本にふくまれる量とそれほど変わりません。しかも〈ヘルシア緑茶〉は、通常のお茶飲料よりも高価。摂取エネルギーを減らして、体脂肪を減らすように努力したほうがよさそうです。

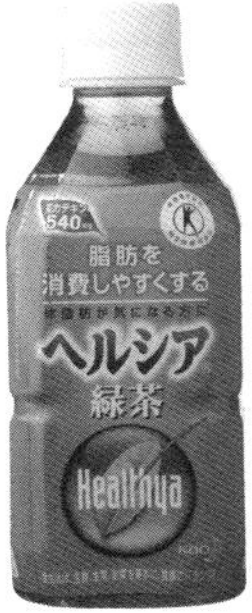

★食品原料 緑茶（国産）、茶抽出物（茶カテキン）

★添加物 環状オリゴ糖、ビタミンC、香料

★成分（1本350ml あたり）エネルギー14kcal、たんぱく質0g、脂質0g、炭水化物3.9g、ナトリウム35mg、茶カテキン540mg、カフェイン80mg

キリン 午後の紅茶 ストレートティー

●キリンビバレッジ

香料の使用をやめてほしい！

〈午後の紅茶 ストレートプラス〉を「飲んではいけない」飲みものとして取り上げた理由は、合成甘味料のアセスルファムKと天然甘味料のステビアをふくんでいるからでした。〈ストレートティー〉には、それらの甘味料はふくまれていません。

この製品には、スリランカのディンブラという紅茶が使われています。標高１２００ｍ以上の高地で栽培されるセイロン茶で、最高級品とされています。バラに似た香りがして、まろやかな苦味があるといわれます。確かに〈午後の紅茶 ストレートティー〉を飲んでみると、苦味があって「大人の味」という感じがします。

糖分の量を減らして、甘さを抑えています。１００mlあたり糖分（炭水化物）は4gなので、1本飲んでも20g。エネルギーも1本あたり80kcal。「カロリーのとりすぎにはならないね」と安心した人もいると思いますが、確かにそういえます。

添加物のビタミンCは、栄養強化というよりは、紅茶の成分が酸化して、味や香り

お茶・コーヒー飲料

が変化するのを防ぐために添加されています。安全性に問題はありません。

残念なのは「香料」が添加されていることです。紅茶は、香りが「命」といってもよいでしょう。どんな紅茶でも、たいてい鼻《び》腔《こう》をくすぐる心地よい香りがして、味を引き立ててくれます。ところが〈午後の紅茶 ストレートティー〉の場合、そうした自然な紅茶本来の心地よい香りは感じられません。

「飲んでもいい」で取り上げている大塚食品の〈シンビーノ ジャワティストレートレッド〉の場合、香料は使っておらず、紅茶の自然な香りがします。**〈午後の紅茶〉も、紅茶本来の香りと味が楽しめるような製品にしてほしい**ものです。

なお、同シリーズの〈ミルクティー〉〈レモンティー〉にも香料が使われています。

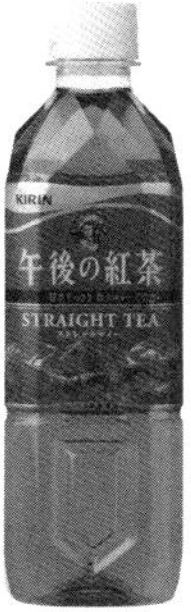

★食品原料 砂糖類（果糖ぶどう糖液糖、砂糖）、紅茶（ディンブラ72％以上）

★添加物 香料、ビタミンC

★成分（100ml あたり）エネルギー16kcal、たんぱく質0g、脂質0g、炭水化物4g、ナトリウム6mg、カリウム12mg、カフェイン14mg

紅茶花伝 ロイヤルミルクティー

●コカ・コーラ カスタマーマーケティング

「乳化剤の原材料名はお答えできません」

〈午後の紅茶〉のライバル商品で、ミルクティーが主力になっています。

「〈午後の紅茶〉とどう違うの?」という人も多いでしょうが、糖分の量が違います。〈午後の紅茶 ミルクティー〉は100mlあたり約7・6gなので、こちらのほうが、糖分が少ないのです。

添加物は〈午後の紅茶 ミルクティー〉が「香料、乳化剤、ビタミンC」なので、ほとんど同じです。こちらの香料は、においの弱いものを使っていて、紅茶らしきにおいがほんのりするだけで、刺激性はありません。おそらく天然香料と思われます。

乳化剤は〈WONDA 金の微糖〉でも書いたように、水と油などの混じりにくい液体を混じりやすくするためのもので9品目あります。

このうち、4品目はもともと食品にふくまれていたり、食品成分に近いものなので心配ありませんが、そのほかは問題があります。

お茶・コーヒー飲料

特に「ポリソルベート60」と「ポリソルベート80」は発がん性の疑いがありますが、「乳化剤」としか表示されないので、使われていてもわかりません。日本コカ・コーラに乳化剤の具体名について問い合わせると、「教えられない」といいます。

ポリソルベート60など安全性の疑わしい5品目をあげて「それらが使われているかだけでも知りたい」と食い下がりましたが、「それも教えられない」の一点張り。

森永乳業に〈カフェラッテ〉の乳化剤について問い合わせたときには、すぐに教えてくれました。企業によってずいぶん対応が違うようです。

クエン酸Naは、酸味料の一種です。もともとレモンやみかんなどにふくまれているクエン酸に、ナトリウムを結合させたものなので、安全性に問題はありません。

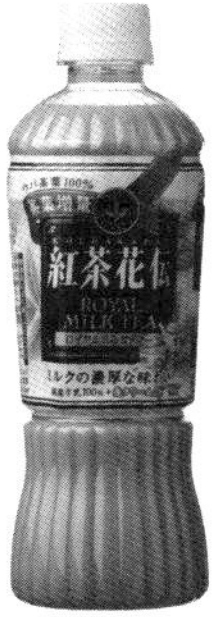

★食品原料 牛乳、砂糖、紅茶、クリーム、塩化Na

★添加物 乳化剤、香料、クエン酸Na、ビタミンC

★成分（100ml あたり）
エネルギー37kcal、たんぱく質0.6g、脂質0.8 g、炭水化物6.9g、ナトリウム42mg

サントリーウーロン茶

●サントリーフーズ

飲みすぎと飲酒後に注意！

ウーロン茶飲料はいろいろありますが、この製品がもっともポピュラーでしょう。ただし、この製品も〈伊右衛門〉と同様、ボトルに成分表示がありません。

「ウーロン茶は緑茶や紅茶とどう違うの？」と思っている人も少なくないと思います。もとの原料は、どれもツバキ科の茶の木から摘んだ葉、すなわち茶葉です。それをすぐに焙煎《ばいせん》したものが緑茶です。充分に発酵させて乾燥させたものが紅茶。そして、茶葉を発酵の途中で過熱して、発酵を止めたものがウーロン茶です。

「ウーロン茶を飲んだら胃が痛くなった」という声を、ときどき聞きます。「カフェインが胃粘膜を刺激する」「胃内の脂肪が分解されてなくなる」などといわれていますが、はっきりとはわかっていません。

一般的な話ですが、ウーロン茶を飲みすぎたり、お酒を飲んだ後に飲むのは止めたほうがよさそうです。個人的な経験からもそういえます。

お茶・コーヒー飲料

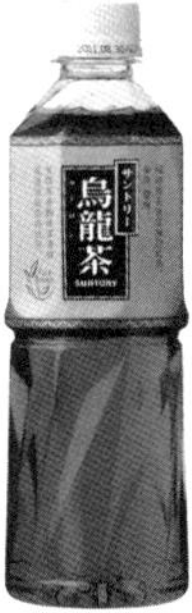

★食品原料 烏龍茶

★添加物 ビタミンC

★成分（100ml あたり）
エネルギー0kcal、たんぱく質0g、脂質0g、炭水化物0g、ナトリウム20mg 未満、カリウム約10mg、リン1mg 未満、カフェイン約20mg
（成分はサントリーフーズに問い合わせて確認した数値）

サントリーに問い合わせると、ナトリウムの量は、100mlあたり20mg未満とかなり多いことがわかりました。普通のウーロン茶をお湯で淹れた場合のナトリウム量は、浸出液100gあたり1mgです（『五訂食品成分表』より）。

〈伊右衛門〉と同様に「ビタミンCとしてL－アスコルビン酸Naではなく、L－アスコルビン酸を使っている」とのことですが、やはりウーロン茶葉を抽出する水に、抽出効率を高めるために重曹（炭酸水素Na）を混ぜていることがわかりました。

重曹は食品添加物の一つで、とりすぎると胃や腸が荒れることがあります。ウーロン茶の抽出液に混ぜた場合、二酸化炭素と水に分解されるといいますが、ナトリウムは塩として残るので、その量が多くなってしまうのです。

サントリー 黒烏龍茶

●サントリーフーズ

信頼しすぎてはかえって太る可能性も

中国人らしき男性二人のコミカルなテレビCMで知られる製品で、「脂肪の吸収を抑える」というトクホです。しかし「本当に吸収されなくなるのかな？」と、疑問に思っている人も少なくないと思います。もし脂肪の吸収を抑えられないとなると、かえって肥満につながる心配があります。それに〈黒烏龍茶〉は通常のウーロン茶より2割ほど高いので、それだけ損をしたことにもなります。

〈黒烏龍茶〉は、ウーロン茶重合ポリフェノールを1本あたり70mgふくんでいるのが特徴です。それが、小腸で脂肪を分解して吸収しやすくするリパーゼという消化酵素の働きを妨害するため、脂肪が吸収されにくくなるのです。

しかし、腸に届いた脂肪をリパーゼが分解するというのは、体の正常な機能です。それを無理やり妨害してしまうことで、そうしたシステムに狂いが生じないのでしょうか。特に毎日、長期間飲み続けた場合、その影響が心配されます。

また、実生活の中で脂肪の吸収を本当に減らせるのか、根本的な疑問があります。

サントリーによると、中性脂肪が１００～２５０mg／dlの男女20人について、高脂肪食とともに〈黒烏龍茶〉を飲んでもらい、飲用直前と飲用後の血液の中性脂肪を測定したところ、**飲用後４～５時間で、中性脂肪の増加量が20％少なかったといいます。**

でも、わずか20％少なかったにすぎません。

「〈黒烏龍茶〉を飲んでいるから」と油断して、通常よりも脂肪を何割か多くとってしまえば、かえってその吸収量は増えてしまうことになります。

ちなみに〈黒烏龍茶〉を食事の後に飲んでも、ほとんど効果はありません。小腸に届いた脂肪がリパーゼによって、速やかに分解されてしまうからです。

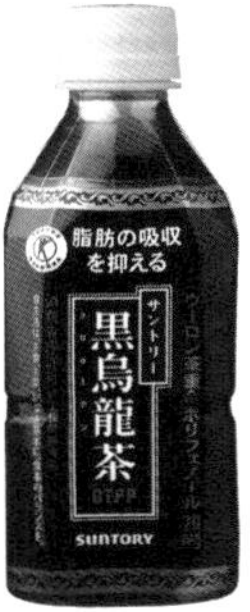

★食品原料　烏龍茶、烏龍茶抽出物

★添加物　ビタミンC

★成分（1本350ml あたり）エネルギー0kcal、たんぱく質0g、脂質0g、炭水化物0g、ナトリウム29mg、ウーロン茶重合ポリフェノール（ウーロンホモビスフラバンBとして）70mg、カフェイン約20mg、カリウム約20mg、リン10mg 未満

サントリー 胡麻麦茶

●サントリーフーズ

高血圧の人には効かない?

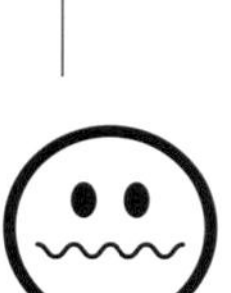

「血圧が高めなので試してみよう」という思いから飲んでいる人が多いでしょう。テレビCMでは、血圧に効果がある、つまり血圧が下がることを暗示的にうたっていますし、ボトルにも「血圧が高めの方に」と大きく書かれています。

また「本品はゴマペプチドを含んでおり、血圧が高めの方に適した飲料です」という許可表示もあります。そう思う人が多いのも当然でしょう。

製品には、ゴマから得られたペプチド（アミノ酸がいくつか結合したもの）がふくまれていて、それが腎臓内の血圧を上昇させる酵素の働きを妨害します。そのため、腎臓内の血圧が上がりにくくなって、体全体の血圧が相対的に多少下がるのです。

サントリーによると、正常高値血圧者35人と軽症高血圧者37人を2群にわけて、一方には〈胡麻麦茶〉を、もう一方にはブレンド麦茶飲料を12週間飲んでもらい、血圧の変化を測定したところ、全体的に〈胡麻麦茶〉を飲んだ人は、ブレンド麦茶飲料を

お茶・コーヒー飲料

飲んだ人に比べて、血圧が下がったといいます。

しかし、飲むのをやめるとすぐ上がってしまいます。またこのテストでは、軽症高血圧者（上の血圧＝収縮期血圧が１４０〜１５９mmHg、下の血圧＝拡張期血圧が９０〜９９mmHg）に限って見た場合、血圧の低下はそれほど見られていないのです。

普通は血圧が高めといえば、上の血圧が１４０mmHg以上、下の血圧が90mmHg以上の人を指すでしょう。ところが、それらの人では、血圧の低下がそれほど見られないのです。この製品を飲む意味がどれだけあるのでしょうか？

なお、**この製品には香料が添加されています。**ただし、これまでに香料が使われていた製品と同様に、どんな香料が使われているのかはわかりません。

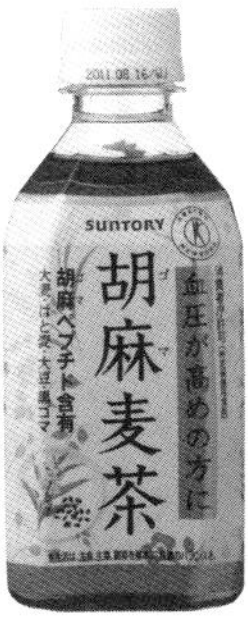

★食品原料 大麦、はと麦、ゴマ蛋白分解物（ゴマペプチド含有）、大豆、黒ゴマ

★添加物 香料

★成分（1本350ml あたり） エネルギー0kcal、たんぱく質0g、脂質0g、炭水化物0g、ナトリウム19mg、ゴマペプチド（LVY として）0.16mg、カリウム約10mg、リン10mg 未満

ルーツ アロマブラック

●ジェイティ飲料

ブラックにも香料は入っている

「缶コーヒーは甘ったるいので必ず無糖を飲む」という人も少なくないと思います。しかし残念ながら、この製品は手放しにお勧めできません。香料が添加されているからです。

香料は、添加物の中でもっとも秘密のベールに包まれている分野です。香料メーカーに中身を問い合わせても、企業秘密を盾《たて》に教えてくれません。大手食品メーカーですら「香料の中身は詳しくはわからない」と答えるケースが多いのです。

２００２年６月、厚生労働省が香料として認可していないアセトアルデヒドなど五つの化学物質が、多くの食品に使われていることが発覚した事件がありました。

違法香料とは知らずに使っていた食品メーカー各社は、それを自社製品に使っていたことと、製品を回収する旨《むね》を全国紙に告知しました。まさしく、秘密主義がまかり通っている香料業界ゆえに発生した事件といえます。

お茶・コーヒー飲料

天然香料は、食品として利用されている植物から作られたものが多いのですが、聞いたこともない植物から作られているものも少なくありません。

一方、合成香料は人工的な化学物質であり、毒性の強いものがあります。人工的な強烈なにおいがする場合は、合成香料が使われている可能性が高いといえます。

〈ルーツ アロマブラック〉を飲んだところ、尿がコーヒー臭くなりました。香料が分解されずに尿に混じったようです。レギュラーコーヒーを飲んだときは、尿がにおうことはありませんので、合成香料が添加されている可能性が高いと思います。

この製品と同様に、ブラックの缶コーヒーには、香料が添加されたものが多いので、ご注意を！

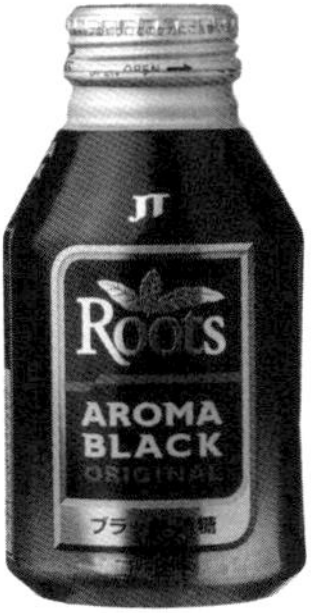

★食品原料　コーヒー

★添加物　香料

★成分（100g あたり）
エネルギー0kcal、たんぱく質0g、脂質0g、炭水化物0.6g、ナトリウム12.5mg、糖類0g、リン6mg、カリウム100mg

WONDA《ワンダ》モーニングショット

●アサヒ飲料

〈金の微糖〉よりは飲んでいい

「ブラックよりミルク入り缶コーヒーが好きだ」という人もいると思います。また、「〈金の微糖〉とどう違うの？」と思っている人もいるでしょう。

この〈モーニングショット〉には、合成甘味料は使われていません。デキストリンは、ぶどう糖をつなげたものであり、心配はありません。

合成の乳化剤は、前に書いたように9品目あり、特に問題なのは「ポリソルベート60」と「ポリソルベート80」です。アサヒ飲料に問い合わせると、「乳化剤については教えられない」といいます。ポリソルベート60など安全性の疑わしい5品目をあげて「それらが入っているか？」と食い下がると、「それは使っていない」とのこと。

乳化剤9品目のうち、その5品目以外はもともと食品にふくまれていたり、食品成分に近いので、問題ありません。

カゼインNaは増粘剤の一種で、液体にとろみをつけたり、乳化を安定させる目的で使われます。もともと牛乳にふくまれる成分のカゼインにナトリウムを結合させたものので、それほど問題はありません。なお、この製品にも香料が入っています。

ミルク入り缶コーヒーは、ほかに日本コカ・コーラの〈ジョージア〉やサントリーの〈ボス〉など、いろんな種類が出ていますが、原材料はこの製品とほとんど変わりません。

ただし〈ジョージア〉の〈エメラルドマウンテンブレンド〉や〈ボス〉の〈レインボーマウンテンブレンド〉などには、安定剤のカラギナンが使われています。〈進化型調製豆乳〉で書いたように、**カラギナンは結腸腫瘍の発生を促進する可能性があるの**で、避けたほうが無難です。

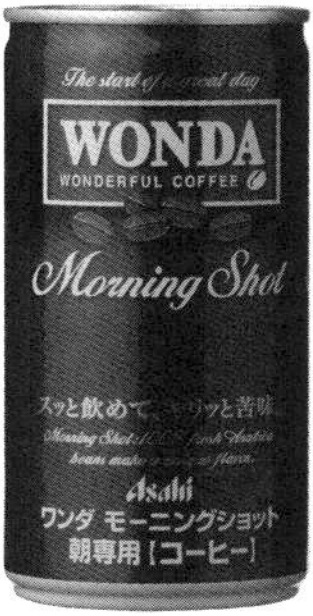

★食品原料 牛乳、コーヒー、砂糖、脱脂粉乳、全粉乳、デキストリン

★添加物 乳化剤、カゼインNa、香料、酸化防止剤（ビタミンC）

★成分（100gあたり）エネルギー34kcal、たんぱく質0.7g、脂質0.2〜0.6g、炭水化物7.0g、ナトリウム45mg、リン約20mg、カリウム約120mg、カフェイン約50mg

ファンタ オレンジ

●コカ・コーラ カスタマーマーケティング

どうしても〈ファンタ〉を飲みたくなったら……

〈ファンタ グレープ〉は「飲んではいけない」の章で取り上げました。「〈オレンジ〉はどう違うの?」と思っている人も多いでしょう。実はこの製品には、保存料が添加されていないのです。

〈グレープ〉には、保存料の安息香酸Naが添加されています。前にも書いたように、安息香酸Naは毒性が強く、えさに5%混ぜてラットに食べさせた実験では、過敏状態、尿失禁、けいれんなどを起こし、すべて死んでしまいました。

また、ビタミンCと化学反応を起こして、人間に白血病を起こすことが確認されているベンゼンという化学物質に変化することがあります。

一方**〈オレンジ〉には、安息香酸Naは使われていません。そのほかの保存料も使われていません。**それだけ危険性は少ないわけです。

ただし「飲んでもいい」とまではいえません。なぜなら、酸味料や香料などの添加

炭酸飲料

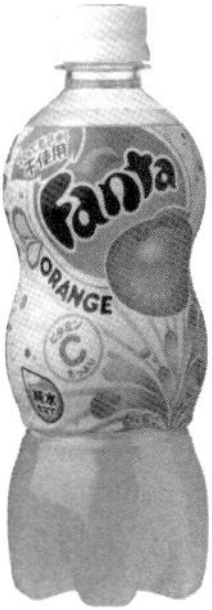

★**食品原料** 果糖ぶどう糖液糖

★**添加物** 香料、酸味料、ビタミンC、カロチン色素

★**成分**（100ml あたり）エネルギー48kcal、たんぱく質0g、脂質0g、炭水化物12g、ナトリウム4～8mg、ビタミンC 33mg

物が使われているからです。

酸味料は、クエン酸や乳酸、アジピン酸など26品目があって、いずれも毒性の強いものは見当たりません。しかし「酸味料」という一括名しか表示されないので、何が使われているのかわかりません。使われているものがはっきりわかれば、安心もできますが、残念ながらそうではないのです。

香料についても、合成なのか、天然なのか、まったくわかりません。もちろん具体的に何が使われているのかもわかりません。とても安全とはいえないわけです。

なお「カロチン色素」は、パプリカ色素やオレンジ色素など14品目ほどありますが、自然界にある植物から抽出したものが多く、それほど問題はありません。

三ツ矢サイダー

●アサヒ飲料

子どもは1本を分けて飲もう

「昔〈三ツ矢サイダー〉を飲んでいた」という人は多いでしょう。私もその一人です。〈三ツ矢サイダー〉の歴史は古く、その前身である〈平野《ひらの》水《すい》〉という飲みものの製造が始まったのが、１８８４年（明治17年）のことです。この製品は、兵庫県多田村平野（現在の兵庫県川西市）から湧き出た炭酸水を、瓶詰めしたものでした。

その後１９０９年（明治42年）には〈三ツ矢シャンペンサイダー〉が発売され、〈三ツ矢サイダー〉の通称で広告が行なわれました。そして１９６８年（昭和43年）に、現在の〈三ツ矢サイダー〉という名称になりました。「シャンパン」の名称が、フランス・シャンパーニュ地方で生産されたものにしか使えなくなったからです。

こうした長い歴史があり、多くの人に親しまれてきた〈三ツ矢サイダー〉には、安心・安全のイメージがあります。しかし問題もあります。糖分が多いのです。

１本（５００ml）に55ｇもの糖分がふくまれ、エネルギーが２１０ｋｃａｌもあり

炭酸飲料

ます。子どもの場合、1日にとっていい糖分は20g前後とされているので、かなりのオーバーです。1本を何人かで分けて飲んだほうがよいでしょう。

また、**香料や酸味料などの添加物が使われています。**香料については、ボトルに「果実などから集めた香り」と表示されていますが、具体的にどんな果実なのかわかりません。「果実など」ということは、合成香料も使われている可能性があります。

酸味料は、合成のものが、アジピン酸、乳酸、グルコン酸など24品目あり、天然のものは2品目。毒性の強いものはありませんが、何品目使われても「酸味料」としか表示されず、添加量に制限がないので、不安が残ります。胃がデリケートな人の場合、粘膜が刺激されて痛みを感じたり、張ったような状態になることがあります。

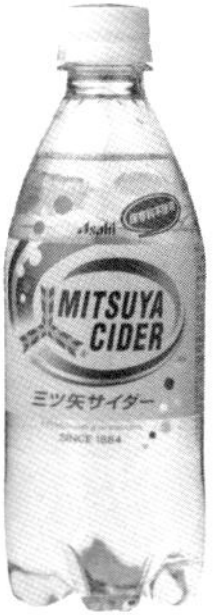

★食品原料 砂糖類（果糖ぶどう糖液糖、砂糖）

★添加物 香料、酸味料

★成分（100ml あたり）エネルギー42kcal、たんぱく質0g、脂質0g、炭水化物11g、ナトリウム3～13mg

C.C.レモン

●サントリーフーズ

大量のビタミンCはむしろ悪影響か

歌手・水前寺清子の「シーシーレモン」というCMソングで知られる製品です。１本（５００ml）になんとレモン70個分のビタミンC、すなわち１４３０mgをふくんでいます。

ビタミンCは、体にとって不可欠な栄養素です。というのも、細胞と細胞を結びつける結合組織の主成分であるコラーゲンの生成に必要だからです。ビタミンCが不足すると、コラーゲンが充分に作られなくなり、血管がもろくなって、歯肉や皮膚などから出血する壊血病を起こします。また、皮膚が荒れてきます。

ところが、ビタミンCの１日所要量はそれほど多くありません。〈ビタミンウォーター〉でも書いたように、18歳以上で１００mgです。つまり**〈C.C.レモン〉にふくまれるほとんどのビタミンCは、ムダになってしまう**のです。

かえって、大量のビタミンCが体にマイナスに作用する心配もあります。厚生労

炭酸飲料

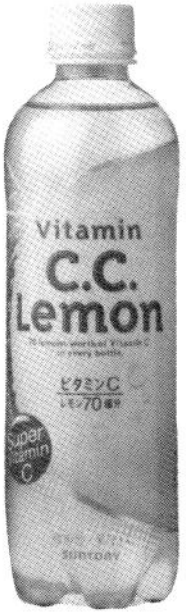

★食品原料 糖類（果糖ぶどう糖液糖、砂糖）、レモン果汁

★添加物 ビタミンC、香料、酸味料、ベニバナ色素、パントテン酸カルシウム、ビタミンB_6、カロチン色素

★成分（100ml あたり）エネルギー40kcal、たんぱく質0g、脂質0g、炭水化物10.1g、ナトリウム19mg、ビタミンB_6 0.3mg、ビタミンC 286mg、パントテン酸0.1～1.4mg、カリウム10mg未満、リン1mg未満

働省では、ビタミンCを1日摂取目安量中に「24～1000mg」ふくむ食品について「栄養機能食品」として「ビタミンCは、皮膚や粘膜の健康維持を助けるとともに、抗酸化作用を持つ栄養素です」という表示を認めています。注目すべきは、上限値を「1000mg」と定めていることです。これを超えると、悪影響が現れる可能性があるからです。〈C.C.レモン〉1本を1日で飲み切らないほうが無難です。

添加物のパントテン酸カルシウムとビタミンB_6は、栄養成分なので安全性に問題はありません。また、ベニバナ色素とカロチン色素は、天然添加物でそれほど問題はありません。香料と酸味料は一括名表示なので、具体的に何が使われているのかわからないため、不安な面があります。

キリンフリー

●麒麟麦酒

ビールらしき味と香りを添加物で演出

いわゆる「ノンアルコールビール」のさきがけとなった製品です。「ビール代わりに飲んでいる」という人も少なくないと思います。

缶には「アルコール分0・00％／ビール風味炭酸飲料／カロリーオフ」と表示されています。「ビール風味炭酸飲料」とは、ビールの原材料である麦芽やホップを使い、ビールらしき味と香りを出している炭酸飲料ということです。ビールと違って、麦芽やホップを酵母で発酵させていないので、アルコールはできないのです。

ビールの場合、発酵によってアルコールのほかにも、アスパラギン酸やグルタミン酸など各種のアミノ酸が作られます。さらに糖分や各種ビタミン類やミネラル類もふくまれ、独特の味と香りを出しています。

一方〈キリンフリー〉は発酵させていません。そのため、酸味料や香料、調味料（アミノ酸）を添加することで、ビールらしき味や香りを出そうとしているのです。

炭酸飲料

発売当初、この製品にはアセスルファムKが使われていましたが、２０１０年12月から使用を止め、代わりにグルコオリゴ糖が使われるようになりました。

この糖はデンプンと砂糖に酵素を作用させて作られ、ショ糖（砂糖）にぶどう糖が数個結合したものです。安全性に問題はありません。

なお「カロリーオフ」とは、１００mlあたりのエネルギーが20ｋｃａｌ以下ということです。

ノンアルコールビールは、ほかにサントリーの〈オールフリー〉やアサヒビールの〈アサヒダブルゼロ〉などがありますが、これらにはアセスルファムKが使われています。

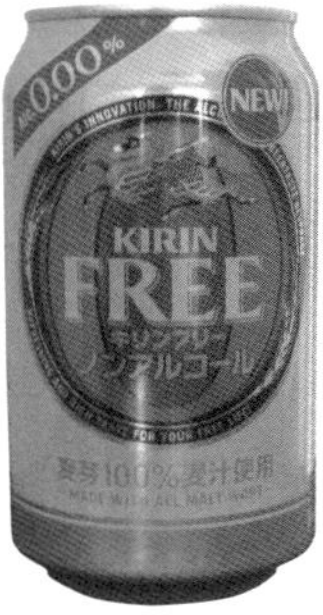

★食品原料 麦芽、砂糖類（果糖ぶどう糖液糖、グルコオリゴ糖）、ホップ

★添加物 酸味料、香料、調味料（アミノ酸）、酸化防止剤（ビタミンC）

★成分（100ml あたり）エネルギー18kcal、たんぱく質0.1～0.3g、脂質0g、糖質4.2g、食物繊維0～0.1g、ナトリウム0～10mg、プリン体0～2.5mg

ポカリスエット

●大塚製薬

水よりも体にいい……わけではない

「運動した後に飲む」という人や「お風呂上がりに飲む」という人が多い〈ポカリスエット〉。

ナトリウムやカリウムなどが水に溶けていて体液に近いので、体に吸収されやすい飲みものです。すみやかにミネラル類や糖分を補給できるので、汗をかいた後は特においしく感じるのです。

〈ポカリスエット〉の特徴は、ナトリウム、カリウム、カルシウム、マグネシウムなどのミネラル類が水に溶けて、イオン化していることです。

そのため、人間の体液に近いものになっています。大塚製薬では「水よりも、ヒトの身体に近い水」と宣伝しています。

こんな風にいわれると「水を飲むより体にいいのかな?」と思ってしまうのも無理からぬことです。また、ミネラルが補給できるというのも、体にとってプラスのイメージがあります。

しかし、**水代わりに飲むのはあまりお勧めできません。**糖分が多くふくまれているからです。１００mlあたり砂糖と果糖とぶどう糖が６・７gふくまれています。１本（５００ml）には、33・5gふくまれていることになります。

コーラや炭酸飲料に比べれば少ないほうですが、毎日水代わりに飲んでいれば、かなりの糖分を摂取することになります。

また、酸味料と香料が添加されていますが、具体名が表示されていないので、何が使われているのかはわかりません。

スポーツ・栄養ドリンク

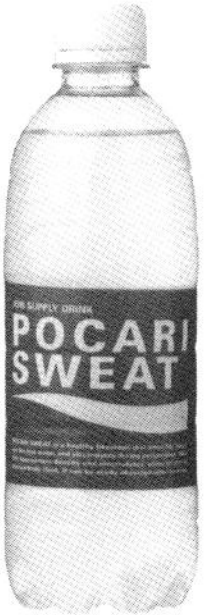

★食品成分 砂糖、ぶどう糖果糖液糖、果汁、ぶどう糖、食塩

★添加物 酸味料、塩化K、乳酸Ca、調味料（アミノ酸）、塩化Mg、香料、酸化防止剤（ビタミンC）

★成分（100ml あたり）エネルギー27kcal、たんぱく質0g、脂質0g、炭水化物6.7g、ナトリウム49mg、カリウム20mg、カルシウム2mg、マグネシウム0.6mg

グラソー ビタミンウォーターパワーC

●コカ・コーラ カスタマーマーケティング

香料に一抹の不安が残る

ボトルには「保存料・合成着色料・合成甘味料の侵入は断固拒否しています」と、勇《いさ》ましいことが書かれています。

やたらとノンカロリーの合成甘味料が使われている昨今、その流れにあえて逆行する製品です。その分「甘さが足りない」と感じる人もいるかもしれません。

もとはニューヨーク生まれの製品で、欧米を中心にヒットしました。それを日本人向けに売り出したのです。１本（５００ml）にふくまれる炭水化物（糖分をふくむ）は23ｇ、エネルギーも90ｋｃａｌと、通常の清涼飲料水の半分以下です。

マルトデキストリンは、ぶどう糖が数個結びついた糖質の一種で、デンプンを分解したときに作られます。デンプンよりも消化されやすく、それでいて糖分と違って急激に血糖値を上げることがないという特徴があります。

ムラサキイモとパープルキャロット（ムラサキニンジン）は、食用として利用され

スポーツ・栄養ドリンク

ているものです。それらから抽出された**着色料の安全性は高い**といえます。クエン酸は酸味料の一種で、もともとレモンやみかんなどにふくまれる酸を、化学的に合成したものです。ビタミンCからビタミンB_{12}までは栄養強化剤で、人間の体にとってプラスになる栄養素です。これらすべて、安全性の面で問題はありません。

残念なのは、香料が添加されている点です。ふたを開けると、かなり甘ったるいにおいがします。具体名が書かれていないので、天然なのか合成なのか、わかりません。

この製品は、ほかに〈エナジーキック〉〈b－リラックス〉〈d－フェンス〉〈トリプルエックス〉がありますが、いずれも保存料・合成着色料・合成甘味料を使用しておらず、1本あたりのエネルギーは90kcalです。

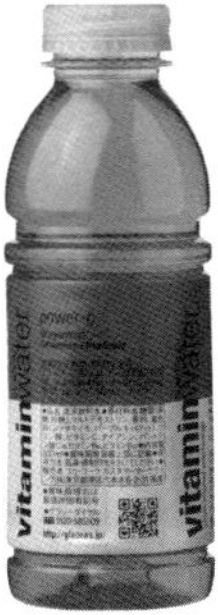

★食品原料 糖類（果糖、砂糖）、マルトデキストリン

★添加物 香料、着色料（ムラサキイモ、パープルキャロット）、クエン酸、ビタミンC、ナイアシン、パントテン酸Ca、ビタミンB_6、ビタミンB_{12}

★成分（100ml あたり）エネルギー18kcal、たんぱく質0g、脂質0g、炭水化物4.6g、ナトリウム0mg、果糖3g、V.C（ビタミンC）50mg、ナイアシン0.8mg

オロナミンC

●大塚化学

確かに元気ハツラツとなるかもしれない

「元気ハツラツ」のＣＭで知られる製品です。この製品は医薬品でも医薬部外品でもなく、あくまで食品なので、効果をうたえません。

ただ、栄養成分をいくつも添加しているので、実際にはドリンク剤に近いといえます。添加物のほとんどは、栄養強化剤、すなわち栄養を補給するためのものです。

添加物は普通、食品の保存性を高めたり、酸化を防いだり、加工しやすくするなど、食品メーカーにとって都合のよいものです。ところが、栄養強化剤は、ビタミンやミネラル、アミノ酸などの栄養素を補給するためのものです。

「では、体にとってプラスなの？」と思う人も多いでしょう。その通りです。その意味では、通常の添加物とは違います。安全性の高いものが多く、添加しても、表示が免除されています。ただし、栄養を強化したことを消費者に示したい場合は、表示することができます。

スポーツ・栄養ドリンク

「ナイアシンアミド」から「溶性ビタミンP」まではビタミン類、「イソロイシン」以降はアミノ酸類です。「イソロイシン」「トレオニン」「フェニルアラニン」は必須アミノ酸（体内で作ることができず、食品からとる必要があるアミノ酸）です。

ビタミンB_2の１日所要量は、１・０〜１・２mgなので、１本で充分に満たしていることになります。同じくビタミンB_6は１・２〜１・６mg、ビタミンCが１００mg、ナイアシンが13〜16mgなので、これらもほぼ満たしています。

ビタミンCやB類、必須アミノ酸を手軽に補給したいというときには、便利な飲みものといえるかもしれません。

ただし、香料が添加されているのが気になるところです。

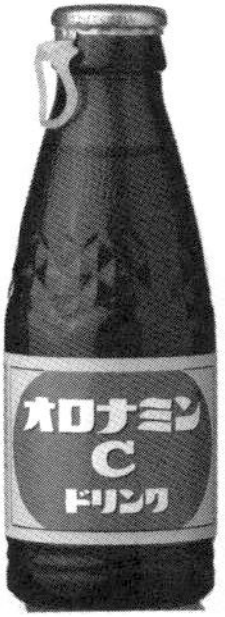

★食品原料 糖類（砂糖、ぶどう糖果糖液糖）、ハチミツ、食塩

★添加物 香料、ビタミンC、クエン酸、カフェイン、ナイアシンアミド、ビタミンB_6、ビタミンB_2、溶性ビタミンP、イソロイシン、トレオニン、フェニルアラニン、グルタミン酸Na

★成分（1ビン120ml あたり）エネルギー79kcal、たんぱく質0g、脂質0g、炭水化物19g、ナトリウム1 〜 3mg、ビタミンB_2 2.4mg、ビタミンB_6 6mg、ナイアシン12mg、ビタミンC220mg

レッドブル エナジードリンク

●レッドブル・ジャパン

効果があるのかないのか定かではない

男のパワーをアップさせるイメージのテレビＣＭで知られるこの製品。値段は１缶（１８５ml）が２００円と高めです。

缶を開けると、甘ったるい香料のにおいがします。試しに飲んでみると、甘い炭酸飲料という感じで、ほかの炭酸飲料ととりたてて違うという感じではありません。香料のせいか、やや人工的な味がして、それが後味となって残ります。

添加物のＬ－アルギニンからビタミンB_{12}までは、カフェインを除いて栄養強化剤で、安全性に問題はありません。Ｌ－アルギニンはアミノ酸の一種で「大量にとると、勃起不全に効果がある」という報告が一部であります。しかし「効果がない」という報告もあり、その真偽のほどははっきりしていません。

イノシトールは、水溶性のビタミン様物質で、俗に「脳細胞に栄養をあたえる」といわれていますが、これもそうした効果がはっきりと確認されているわけではありま

スポーツ・栄養ドリンク

せん。ナイアシン、パントテン酸Ca、ビタミンB_6、ビタミンB_2、ビタミンB_{12}はいずれもビタミンの一種で、通常の食べものからとることができます。

この製品を飲んだ後に、やや体が熱くなるように感じられました。何らかの成分が、腸から素早く吸収されて血管に入ったようです。ただし、それで元気が出たというわけではありません。カフェインやぶどう糖の影響かもしれません。

缶には「お子様や妊婦の方、カフェインに敏感な方等は飲用をお控えください」と書かれています。これは、守ったほうがよいでしょう。そのほか、着色料のカラメルが添加されているのが、気になるところです。

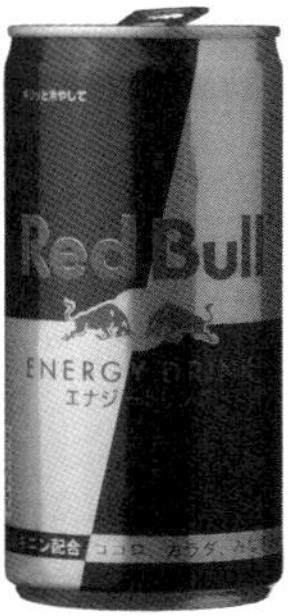

★食品原料 砂糖、ぶどう糖

★添加物 酸味料、L-アルギニン、カフェイン、イノシトール、ナイアシン、パントテン酸Ca、V.B_6、V.B_2、V.B_{12}、香料、着色料（カラメル）

★成分（100ml あたり）エネルギー46kcal、たんぱく質0g、脂質0g、炭水化物10.7g、ナトリウム80mg、アルギニン120mg、ナイアシン3mg、パントテン酸2mg、ビタミン$B_6$2mg、ビタミン$B_2$0.09mg、ビタミンB_{12} 2μg

ファイブミニ

●大塚製薬

これ1本では必要量の食物繊維を補給できない

食物繊維飲料として1988年に華々《はなばな》しくデビューしたこの製品。おしゃれなボトルと色、便通をよくするというイメージで女性に人気があるようです。

最大の特徴は、水溶性食物繊維のポリデキストロースを1本に7gふくんでいることです。ポリデキストロースは、腸内環境を整える働きがあるといわれ、トクホとして認められています。ボトルには「ファイブミニは、食生活で不足しがちな食物繊維を手軽にとり、おなかの調子を整える食物繊維飲料です」と表示されています。

ポリデキストロースは、ぶどう糖とソルビトール（食品添加物の一つ）、クエン酸を化学反応させて作ったもので、いちおう食品に分類されています。消化されないため大腸まで届き、便にふくまれて軟らかみを増して便の通りをよくするので、便秘の解消に効果があるといわれています。

ただし、消化されないがゆえに下痢を起こす場合があり「飲みすぎあるいは体質・

体調により、おなかがゆるくなることがあります」という注意表示もあります。
また、食物繊維は1日に20~25gをとることが必要とされていますので、ファイブミニ1本だけではとても足りません。

中身が独特のオレンジがかった茶色なのは、天然添加物のコチニール色素を使っているからです。これは、南米のサボテンにつくカイガラムシ科のエンジムシを乾燥させて、熱水や加熱したアルコールで抽出したものです。

ラットにコチニール色素を3%ふくむえさを13週間食べさせた実験では、中性脂肪やコレステロールの増加が認められました。したがって、とりすぎには注意したほうがよいでしょう。

サプリ・ゼリー飲料

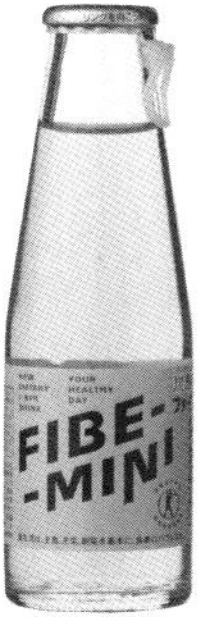

★食品原料 糖類（砂糖、ぶどう糖果糖液糖、オリゴ糖）、ポリデキストロース

★添加物 V. C、酸味料、香料、調味料（アミノ酸）、コチニール色素

★成分（1ビン100ml あたり）エネルギー50kcal、たんぱく質0g、脂質0g、糖質12.5g、食物繊維6g、ナトリウム11mg、ビタミンC300mg、ポリデキストロース7.0g

C1000ビタミンレモン

●ハウスウェルネスフーズ

レモン果汁が入っているのに香料も入れるの？

ビタミンC飲料の代表的な製品です。コンビニでは、たいてい目立つところに置かれています。「目立つので、つい買ってしまう」という人もいると思います。

ビタミンC飲料の走りは、武田食品工業の〈C1000タケダ ビタミンレモン〉でしたが、現在はハウスウェルネスフーズが販売権を継承し、〈C1000ビタミンレモン〉として販売しています。

ラベルには「レモン（果汁）50個分のビタミンC」とあり、ネーミング通り、ビタミンCを1000mgふくんでいることを強調しています。ほかに、ビタミンB_1、ビタミンE、ナイアシンなどのビタミン類を強化しています。

これらは添加物ですが、栄養強化剤であり、安全性に問題はありません。

しかし前にも書いたように、18歳以上のビタミンCの1日所要量は100mgですから、ビタミンCの多くはムダになってしまうのです。

サプリ・ゼリー飲料

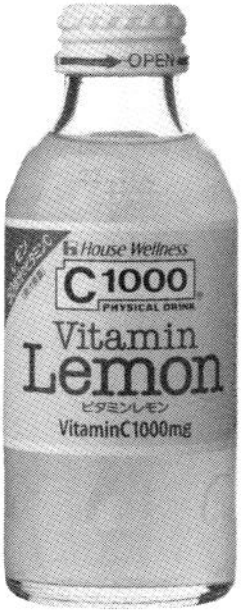

★食品原料 糖類（果糖ぶどう糖液糖、砂糖）、レモン果汁、はちみつ

★添加物 ビタミン（V. B_1、V. C、V. E、ナイアシン）、香料、酸味料、ベニバナ黄色素

★成分（1ビン140ml あたり）エネルギー65kcal、たんぱく質0g、脂質0g、炭水化物16g、ナトリウム99mg、ビタミン$B_1$0.5〜1.5mg、ビタミンC 1000mg、ビタミンE2.3mg、ナイアシン2.3mg

ただし〈C.C.レモン〉と違って、ふくまれている量は栄養機能食品の上限値である「1000mg」なので、1日に1本飲んでも問題はないでしょう。

残念なのは、香料が添加されていることです。レモンの果汁が入っているのですから、あえて香料を添加する必要はないと思うのですが……。

なお、**添加物のベニバナ黄色素は、紅花の花から水で抽出して得られた黄色い色素で、マウスやラットを使った実験では、毒性は認められていません。**

ビタミンC飲料の代表格として、ほかにポッカの〈キレートレモン〉があります。こちらは、1本（155ml）に入っているビタミンCが12・4〜58・9mgと少なめです。また、香料も添加されています。

眠眠打破

●常盤薬品

ライバル商品には勝ててもコーヒーには負ける?

各企業は製品の売り上げを伸ばそうと、ネーミングにいろいろと知恵を絞っていますが、これもそんな製品の一つです。4文字でゴロがなかなかいいし、なんといってもわかりやすい。

ちなみに「飲んではいけない」のところで〈メガシャキ〉を取り上げましたが、似たような製品です。ただし、〈眠眠打破〉には合成甘味料が使われていません。

この製品の特徴は、カフェインがたくさん入っていることです。カフェインは、アルカロイドの一種です。

アルカロイドは植物にふくまれる独特の成分で、動物がとると強い生理作用をもたらします。よく知られているアルカロイドとして、ニコチン、モルヒネ、コカインなどがあります。いずれも、とり方によっては害のあるものです。

カフェインは、アルカロイドの中では生理作用が穏やかなほうです。中枢神経を興

サプリ・ゼリー飲料

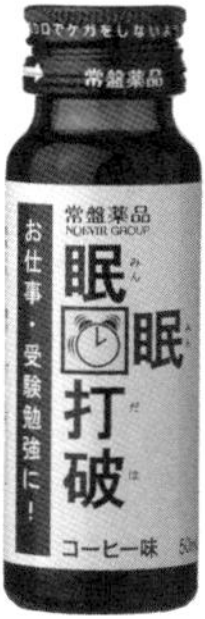

★食品原料 果糖ぶどう糖液糖、コーヒーエキス、菊花抽出物

★添加物 カラメル色素、香料、カフェイン（抽出物）、V．C、ナイアシン、$V．B_1$、$V．B_6$、$V．B_2$

★成分（1びん50ml あたり）エネルギー32kcal、たんぱく質0g、脂質0g、炭水化物7.8g、ナトリウム1～7mg

奮させて、精神機能を活発にし、眠気を覚ます作用があります。

ただし、妊婦や子どもがとると有害な場合があるため、ボトルには「カフェイン（抽出物）が含まれていますので、妊婦、小児、体調のすぐれない方及びカフェインに敏感な方などは避けてください」という注意表示があります。

それから菊花抽出物。**実は菊花は、俗に「眼精疲労やなみだ目、かすみ目に効果がある」といわれているのです。しかし、その効果のほどは定かではありません。**

ほかに、カラメル色素や香料が添加されているのが、気になるところです。

この製品は、1本が315円と決して安くありません。眠気を覚ましたいのなら、コーヒーを飲んだほうがよいかもしれません。

ウイダーinゼリー エネルギーイン

●森永製菓

不自然な香料のにおいが鼻につく

かつて木村拓哉が出演していたテレビCMで知られる人気商品です。

主原料のマルトデキストリンは、ぶどう糖が数個結びついた糖質の一種で、デンプンを分解したときに作られます。デンプンよりも消化されやすく、それでいて糖分と違い、急激に血糖値を上げることがないという特徴があります。添加物のゲル化剤は、ゲル状のとろみをつけるために使われています。

増粘多糖類は、天然添加物の一種で、樹木、海藻、豆、細菌、酵母などから抽出された粘性のある多糖類です。増粘多糖類は、キサンタンガム、グァーガム、キダチアロエ抽出物など30品目ほどあり、全般的にそれほど毒性の強いものはありません。

ただし、カラギナン（がんの進行を促進する）、トラガントガム（発がん性の疑い）、ファーセレラン（催奇形性の疑い）など安全性の不確かなものもあります。

増粘多糖類は、1品目を使った場合、物質名が表示されますが、2品目以上使った

場合は、なぜか「増粘多糖類」と表示すればよいことになっています。そのため、安全性の不確かなものが使われていたとしても、わからないのです。

この製品に使われている添加物の中で、ゲル化剤（増粘多糖類）、クエン酸、クエン酸Na、香料、塩化K、乳化剤のほかは、すべて栄養強化剤です。

すなわち、ビタミンやミネラルなどの栄養素を補給するために添加されているのです。栄養強化剤は、体にとってプラスになり、安全性も高いものが多くなっています。

サプリ・ゼリー飲料

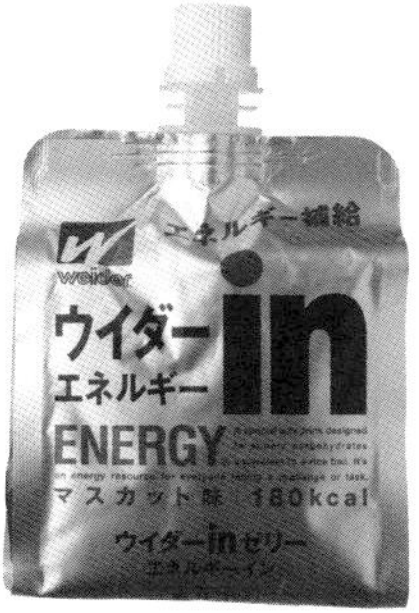

★食品原料 マルトデキストリン、果糖ぶどう糖液糖、マスカット果汁

★添加物 ゲル化剤（増粘多糖類）、乳酸Ca、クエン酸、V. C、クエン酸Na、香料、塩化K、乳化剤、パントテン酸Ca、ナイアシン、V. E、V. B_1、V. B_2、V. B_6、V. A、葉酸、V. D、V. B_{12}

★成分（1袋180g あたり） エネルギー180kcal、たんぱく質0g、脂質0g、炭水化物45g、ナトリウム38mg、ビタミンA45〜120μg、ビタミンB_1 0.09〜0.22mg、ビタミン$B_2$0.11〜0.21mg、ビタミンB_6 0.10〜0.20mg、ビタミンB_{12} 0.20〜0.67μg、ナイアシン1.0〜1.9mg、ビタミンC80〜190mg、ビタミンD0.42〜1.7μg、ビタミンE0.74〜1.2mg、葉酸20〜80μg、パントテン酸0.46〜2.1mg

グリコ カフェオーレ

●東北グリコ乳業

カラメル色素には危険が潜んでいる

香料も使われていないので「飲んでもいい」商品として取り上げたいのですが、それはできません。カラメル色素が使われているからです。

カラメル色素は、茶色い色を出すための色素で、次の4種類があります。

カラメルⅠ…デンプン分解物、糖蜜、または炭水化物を熱処理して得られたもの、あるいは酸もしくはアルカリを加えて熱処理して得られたもの。

カラメルⅡ…デンプン分解物、糖蜜、または炭水化物に、亜硫酸化合物を加えて、または酸もしくはアルカリをさらに加えて、熱処理して得られたもの。

なお、カラメルⅠとⅡに、突然変異性は認められていません。

カラメルⅢ…デンプン分解物、糖蜜、または炭水化物に、アンモニウム化合物を加えて、または酸もしくはアルカリを加えて、熱処理して得られたもの。カラメルⅢを4%ふくむ飲料水をラットに飲ませた実験で、脳下垂体腫瘍の発生頻度が高くなりました。しかし実験に使ったラットは自然の状態でもこの腫瘍を起こしやすく、腫瘍を増加させたことにはなりません。突然変異性があり、染色体異常を引き起こします。

カラメルⅣ…デンプン分解物、糖蜜、または炭水化物に、亜硫酸化合物およびアンモニウム化合物を加えて、または酸もしくはアルカリを加えて、熱処理して得られたもの。突然変異性と染色体異常を引き起こすという結果が、一部で認められています。

つまり、**カラメルⅢとⅣは、突然変異や染色体異常を起こす**ということです。発がん性とは違いますが、その可能性も否定できないのです。

しかし、これらが使われても「カラメル色素」としか表示されないので、どれが使われているかわかりません。

乳・乳酸菌飲料

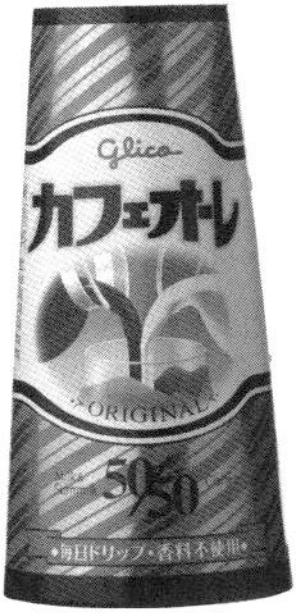

★食品原料 無脂肪牛乳、生乳（50％未満）、砂糖、キャラメルソース、コーヒー、食塩

★添加物 カラメル色素

★成分（1本200ml あたり）エネルギー111kcal、たんぱく質3.8g、脂質2.1g、炭水化物19.3g、ナトリウム92mg、カルシウム123mg

雪印コーヒー

●日本ミルクコミュニティ

飲むなら1本を2日に分けて

カフェオレやコーヒー牛乳は学生に人気があるようですが、「糖分のとりすぎにならないのかな?」と、心配になります。この製品1パック（500ml）には42・75gの炭水化物がふくまれていますが、そのほとんどは砂糖と異性化糖です。

異性化糖は、デンプンを原料に作られます。

まず、デンプンを分解してぶどう糖を作ります。ぶどう糖はショ糖（砂糖）よりも甘味が弱いので、酵素を作用させてぶどう糖を甘味の強い果糖に変化させます。これを異性化といい、それで異性化糖というのです。

こうしてできた糖は、ぶどう糖と果糖が混じった液状になっています。異性化糖は、果糖の割合が50%以上のものを「果糖ぶどう糖液糖」といい、50%未満のものを「ぶどう糖果糖液糖」といっています。

〈雪印コーヒー〉1パックには、43g程度の糖分がふくまれています。**糖分の摂取量**

は、1日に体重1kgあたり1g程度に抑えるのが好ましいとされています。体重が50kgの人なら約50gです。当然、糖分はほかの食品にもふくまれています。

つまり、1日に〈雪印コーヒー〉を1パック飲み切ると糖分のとりすぎになります。2日ぐらいに分けて飲んだほうがよいでしょう。

添加物のカラメル色素は〈グリコ カフェオーレ〉でも書きましたが、コーヒー色を出すために使われています。特にカラメルⅢとⅣは、試験管内の実験で、遺伝子に突然変異を起こしたり、染色体異常を引き起こします。しかし、どれが使われても、「カラメル色素」という表示しかなされません。

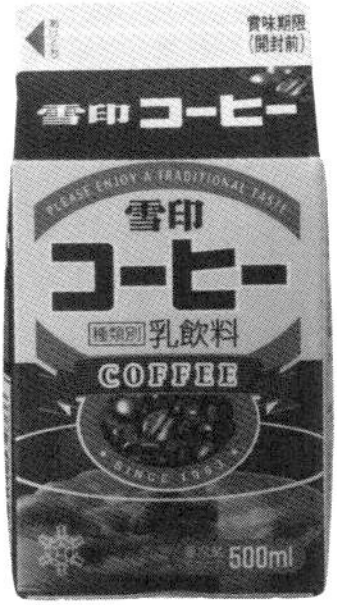

★食品原料 砂糖・異性化液糖、乳製品、乳タンパク質、コーヒー、ココナッツオイル、食塩

★添加物 香料、カラメル色素

★成分（約コップ1杯200mlあたり）エネルギー95kcal、たんぱく質2.9g、脂質1.7g、炭水化物17.1g、ナトリウム87mg、カルシウム83mg

マウントレーニア カフェラッテ

●森永乳業

香料以外に不安はない

コンビニに行くと、たいてい目立つところにズラッと並んでいる人気商品です。前に何度か飲んだことがありますが、「なかなかおいしい」という印象でした。

ただ、乳化剤と香料が添加されているので「飲んでもいい」とはいえません。

この製品は、１本にたんぱく質を６ｇふくみ、炭水化物（ほとんどは糖分）が１９・８ｇです。１６６ｋｃａｌと、カロリーもそれほど多くありません。

ただし、やはり乳化剤が使われているのが気になるところです。

乳化剤とは、水と油など混じりにくい液体を混じりやすくするものです。これまでにも書いてきましたが、合成のものは9品目あります。

このうち、4品目はもともと食品にふくまれていたり、食品成分に近いものなのでほとんど心配ないのですが、そのほかは問題があります。

特に、２００８年に認可された「ポリソルベート60」と「ポリソルベート80」は、

乳・乳酸菌飲料

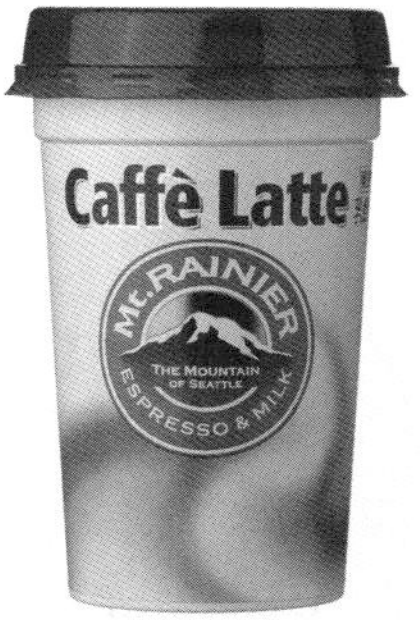

★食品原料 乳製品、砂糖、果糖ぶどう糖液糖、コーヒー、乳

★添加物 乳化剤、香料

★成分（1本240ml あたり）エネルギー166kcal、たんぱく質6.0g、脂質7.0g、炭水化物19.8g、ナトリウム90mg

発がん性の疑いがあります。

森永乳業に問い合わせたところ、「グリセリン脂肪酸エステルとショ糖脂肪酸エステルを使っているが、ポリソルベート類は使っていない」といいます。**グリセリン脂肪酸エステルは、脂肪に近くて食品にもふくまれており、ショ糖脂肪酸エステルも食品成分に近いので、心配はありません。**

このほか、香料が何なのか、気になるところです。

なお、同シリーズの〈カフェラッテ ノンシュガー〉という製品がありますが、合成甘味料のアセスルファムKとスクラロースが添加されているので、飲まないほうが無難です。

カルピスウォーター

●カルピス

普通に〈カルピス〉を作ったほうがいい

「子どものときに〈カルピス〉を飲んでいた」という人は多いと思います。私も子どものころから飲んでいます。

その〈カルピス〉を生み出したカルピス社が、１９９１年に発売した製品です。年間２０００万ケースを超えるヒット商品となって、主力商品となりました。

ボトルには、魅力的な言葉が並んでいます。「90年受け継いできたカルピス独自の乳酸菌からつくられています」「甘さはスッキリと、後味はさわやかに仕上げました」。すなわち〈カルピス〉を手軽に飲めるようにしたのが、この〈カルピスウォーター〉ということなのでしょう。

しかし、残念ながら〈カルピス〉のような柔らかな酸味と、まろやかで上品な甘さは感じられません。どこか水っぽく、単調な酸味で、豊かな味わいがないのです。それは添加物が原因のようです。

乳・乳酸菌飲料

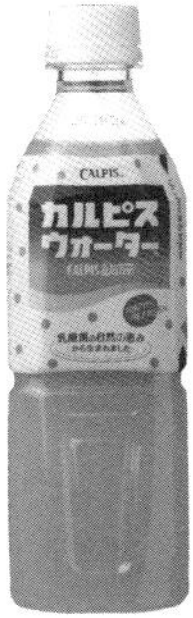

★食品原料 糖類（果糖ぶどう糖液糖、砂糖）、脱脂粉乳、乳酸菌飲料

★添加物 酸味料、香料、安定剤（大豆多糖類）

★成分（100ml あたり）エネルギー46kcal、たんぱく質0.25g、脂質0g、炭水化物11.2g、ナトリウム16mg、リン8mg、カリウム14mg

〈カルピスウォーター〉には〈カルピス〉に使われていない酸味料が添加されています。そのため、鋭い酸味になっているようです。酸味料については前にも書きましたが、合成が24品目、天然が2品目あります。

合成の酸味料は、アジピン酸、クエン酸、グルコン酸、乳酸などで、もともと食品にふくまれている成分をまねて化学合成したものが多くなっています。天然の酸味料はイタコン酸とフィチン酸です。いずれも安全性にそれほどの問題はありません。

ただし、いずれも酸であるため、胃がデリケートな人は、刺激を感じることがあります。また、どれが使われていても「酸味料」としか表示されません。

安定剤の大豆多糖類は、大豆から得られた成分なので、安全性に問題はありません。

明治ブルガリアのむヨーグルトＬＢ81プレーン

●明治乳業

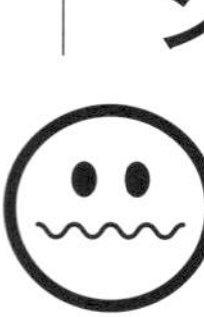

確かに便秘は改善されるようだが……

「ヨーグルトよりも飲むヨーグルトのほうが好き」という人も少なくないと思います。スプーンを使わずにヨーグルトをとれる手軽さが受けているのでしょう。

　この製品は飲むヨーグルトの代表格であり、しかもトクホです。そのため「おなかの調子を良好に保ちます」と大きく表示され、さらに裏側には「ＬＢ81乳酸菌の働きにより、腸内細菌のバランスを整えて、おなかの調子を良好に保ちます」という許可表示があります。

　この製品に使われている乳酸菌は、ブルガリアで古くからヨーグルトの製造に使われていた菌です。それを明治乳業が日本に持ち込んでヨーグルトを製造し、〈明治ブルガリアヨーグルト〉として販売し始めました。それだけこの乳酸菌は、長年にわたって人間に食されてきたものなのです。

　プレーンの〈明治ブルガリアヨーグルトＬＢ81〉を食べてもらって観察したところ、

排便回数と排便量が増え、便秘が改善されるということが確認されました。

そのため、トクホとして許可されたのです。同様に〈明治ブルガリアのむヨーグルト〉も許可されました。

添加物のペクチンは、水とヨーグルトの成分を均一にする目的で使われています。**ペクチンは、リンゴやサトウダイコンなどから、熱水または酸性水溶液で抽出して得られたもので、安全性に問題ありません。**

残念なのは、香料が添加されていることです。

なお、フルーツ味の〈明治ブルガリアのむヨーグルト ブルーベリーミックス〉には、合成甘味料のアスパルテームが添加されているので、飲まないほうが無難です。

乳・乳酸菌飲料

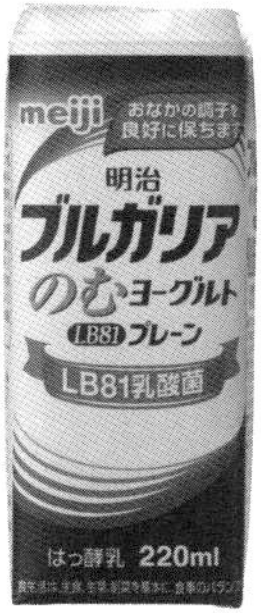

★食品原料 乳製品、ぶどう糖果糖液糖、砂糖

★添加物 安定剤（ペクチン）、香料

★成分（100ml あたり）エネルギー67kcal、たんぱく質3.1g、脂質0.5g、炭水化物12.6g、ナトリウム45mg、カルシウム100mg、糖類12.4g

植物性乳酸菌ラブレ

●カゴメ

効果は不明なうえに香料も入っている

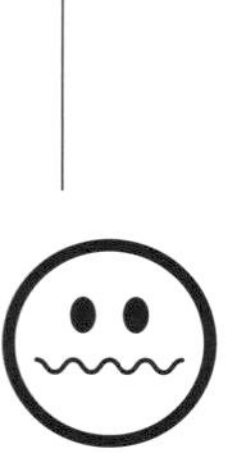

女優・吉永小百合のCMで、一気に知名度を高めた植物性乳酸菌飲料です。

「植物性乳酸菌って何?」と、疑問に思っている人も少なくないでしょう。

牛乳を発酵させてヨーグルトやチーズ作りに使われるのは、動物性乳酸菌です。これに対して〈ラブレ〉には、野菜などを発酵させる植物性乳酸菌が使われています。その正体は、日本で古くから漬物に使われていた乳酸菌なのです。

京都には、昔から独特の食べものがいろいろありますが、その一つに「すぐき菜」(カブの一種)を漬け込んで作られる「すぐき漬」という京漬物があります。これから発見されたのが「ラブレ菌」です。**漬物にはたくさんの食塩が使われますが、「ラブレ菌」は塩分や酸が多い過酷な環境下でも生き続けることができます。**

そこでカゴメでは、この菌を飲みものに利用できないかと研究を開始し、できあがったのが〈ラブレ〉です。そのため多少、漬物っぽい味がします。

乳・乳酸菌飲料

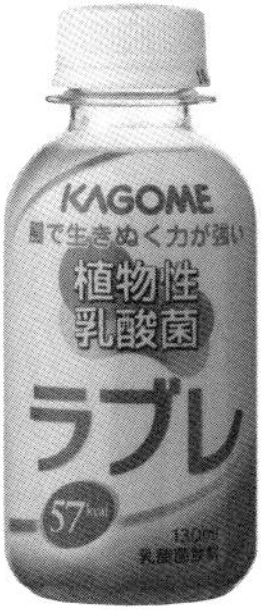

★食品原料 りんご果汁、にんじんエキス、乳製品、大豆飲料、しょうが汁、ライム果汁

★添加物 安定剤（ペクチン）、香料

★成分（1本130ml あたり）エネルギー57kcal、たんぱく質1.0g、脂質0.1g、炭水化物13.1g、ナトリウム22mg、カルシウム27mg、カリウム140mg、リン27mg

ボトルには「腸で生きぬく力が強い／植物性乳酸菌」。裏には「夜飲んで、朝スッキリ」「泊りがけの旅行や出張、不規則な生活、多忙な毎日が続くと、リズムが乱れがち。１日の終わりにラブレを飲む新習慣、始めませんか？」と意味深な言葉。

カゴメによると、ラブレ菌は、胃酸に負けず、生きたまま腸まで届くといいます。そのため、腸内環境を整えて「朝スッキリ」という状態になる、すなわち、便通がよくなると暗示的に表現しているのです。

しかし、どの程度「朝スッキリ」効果があるかは、個人差もあるのではっきりとはわからないでしょう。ラブレ菌はもともと漬物にふくまれている乳酸菌なので、ほとんど安全性に問題はないでしょうが……。

なっちゃん オレンジ

●サントリーフーズ

果汁50%……残りの50%は?

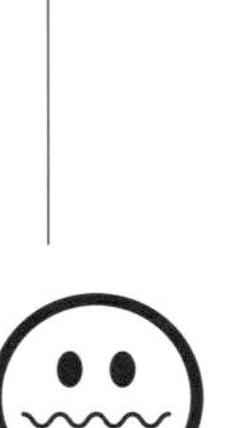

人気女優・田中麗奈のCMをこれでもかと繰り返し流して、一気に知名度を高め、人気を得た製品です。徹底した宣伝力によって、たちまち全国に製品名を浸透させるという、サントリーが得意な戦略です。

ボトルには「果汁50%」と大きく書かれています。「では残りの50%は何なの?」と思う人もいるでしょうが、実は糖類と酸味料と香料でカバーしているのです。糖類と酸味料は果汁より値段が安く、生産コストを大幅に低減させられます。

酸味料については何度も書きましたが、その名の通り、酸味を出す添加物のことです。アジピン酸、クエン酸、乳酸、リンゴ酸、コハク酸、酒石酸、リン酸など合成が24品目あり、天然は、イタコン酸とフィチン酸の2品目です。

最も多く使われているのは乳酸で、そのほか、クエン酸やリンゴ酸もよく使われています。ほとんどがもともと果実や野菜などにふくまれている成分です。「では、それほど心配ないのでは？」と思う人も多いでしょう。

ただし、**酸味料の組み合わせや添加量によっては、胃の粘膜を刺激するという問題が出てくる**でしょう。それから、酸味料には添加量の制限がありません。

また、どれをいくつ使っても「酸味料」としか表示されないという問題もあります。

なお、酸味料を使うと、どうしても不自然な味が出てしまいがちです。

香料は、何度も書いたように、合成の中には毒性の強いものがありますが、どれがいくつ使われても「香料」としか表示されません。香料が添加されていると、香りも味も不自然なものになってしまいがちです。

果汁・野菜汁飲料

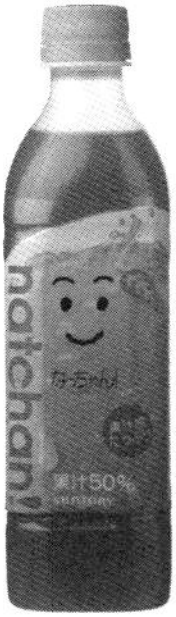

★食品原料 果実（オレンジ、マンダリンオレンジ）、糖類（果糖ぶどう糖液糖、砂糖）

★添加物 酸味料、香料、ビタミンC

★成分（100ml あたり）エネルギー44kcal、たんぱく質0g、脂質0g、炭水化物11.1g、ナトリウム0mg、ビタミンC 16～90mg、カリウム約90mg、リン約30mg

グリコ 赤りんご青りんご

●グリコ乳業

あと一歩でお勧めできるジュースになる

「コンビニで見たことがある」という人も多いと思います。１００％果汁をうたうリンゴジュースです。

こうした形の紙パック製品は〈ブレンディ カフェオレ〉などでもわかるように、普通１パック５００ml。容量が大きいので、どうしても糖分の量も多くなります。そこで、糖分を減らすためにノンカロリーの合成甘味料を使ってしまうのです。

ところが、この製品は、１パック２７０mlと約半分です。そのため、糖分が約33・３g、エネルギーも１３３ｋｃａｌと、当然ながら１パック５００mlの製品の約半分になっています。値段も84円と安いのです。

幼児にとっては糖分がやや多めですが、体重が35kgを超える小学校の高学年以上なら、それほど問題はないでしょう。カロリーも高いというほどではありません。各メーカーには、こうした工夫によって、糖分の量を減らしてもらいたいと思います。容

果汁・野菜汁飲料

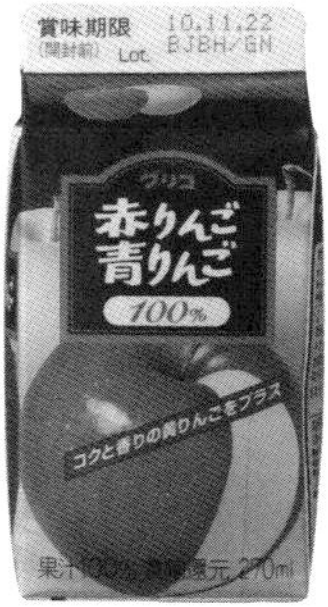

★食品原料 りんご

★添加物 香料、酸化防止剤（ビタミンC）

★成分（1本270ml あたり）エネルギー133kcal、たんぱく質0g、脂質0g、炭水化物33.3g、ナトリウム9.9mg

器を小さくしなければならないので、多少の手間はかかるでしょうが……。

「そんないい製品なのに、なぜ『飲んでもいい』ではないの？」と思う人もいるかもしれませんが、残念ながら香料が添加されているのです。そのため「あけ口」にストローを入れると、プーンと鼻をつく人工的なにおいが漂ってきます。味も香料のせいか不自然で、口に残るものになっています。

疑問に思う人は、リンゴを擦《す》って搾《しぼ》った汁と飲み比べてください。

香料のにおいを「いい香り」と感じるか「人工的で変なにおい」と感じるかは、人それぞれで違うとは思います。ですが、**少なくとも「１００％果汁」をうたう以上、香料を使わずにリンゴ果汁だけで勝負すべき**でしょう。みなさんはどう思いますか？

充実野菜 緑黄色野菜ミックス

●伊藤園

野菜や果物の自然な香りがしないのはなぜ？

最近、カゴメの〈野菜一日 これ一本〉や伊藤園の〈1日分の野菜〉などの野菜汁飲料が次々に発売されていますが、この〈充実野菜〉は、それらが市場に出回る前から売られていた製品です。おそらく「飲んだことがある」という人も多いでしょう。

この製品には、20種類の野菜汁と5種類の果汁、それから水溶性食物繊維（水に溶ける食物繊維）が入っています。原材料に「濃縮還元」の文字はありませんが、いずれの野菜汁も果汁も濃縮還元、すなわち水分を蒸発させて濃縮して、いったん貯蔵し、製品化の際に水を加えて元の状態に戻したものです。

〈充実野菜〉のふたを開けると、ガムなどに似た人工的で甘ったるいにおいがします。香料が添加されているからです。このにおいが、私にはツンと鼻について、せっかくの野菜ジュースの自然な香りをぶち壊しているとしか思えません。また、味も香料によって、舌に残るくせのあるものになっています。

果汁・野菜汁飲料

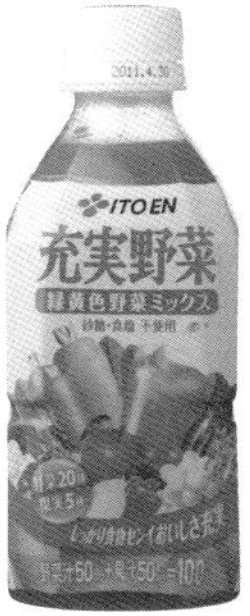

★食品原料 野菜（にんじん、有色甘藷、レタス、赤ピーマン、インゲン豆、ケール、ピーマン、白菜、ブロッコリー、セロリ、アスパラガス、かぼちゃ、小松菜、あしたば、パセリ、クレソン、キャベツ、ラディッシュ、ほうれん草、三つ葉）、果実（りんご、ぶどう、レモン、カムカム、アセロラ）、水溶性食物繊維

★添加物 香料

★成分（1本350g あたり） エネルギー123kcal、たんぱく質0.7 ～2.1g、脂質0g、糖質25.6g、食物繊維2.9g、ナトリウム7 ～158mg、ビタミンC7 ～88mg、β-カロテン4160～13600μ、カリウム550 mg、葉酸3 ～63μg、ビタミンK 7μg、ショ糖2.8～9.5g

香料は合成と天然があって、何品目も組み合わせることで独特の香りが作られますが、その組み合わせは、香料メーカーの企業秘密になっています。

合成香料の中には、サリチル酸メチルやイソチオシアン酸アリルなど毒性の強いものがあります。しかし、たとえそれらが使われていたとしても「香料」という一括名しか表示されないので、消費者にはさっぱりわからないのです。

伊藤園に問い合わせたところ、「リンゴを主体として抽出した天然香料を使っている」という答えが返ってきましたが……。

野菜生活100

●カゴメ

同社の〈野菜一日 これ一本〉には劣る

同社の〈野菜一日 これ一本〉との一番の違いは、〈野菜一日 これ一本〉は野菜汁のみを使っているのに対し、こちらは野菜汁に果汁をプラスしていることです。果物の香りを出すために「香料」を添加しているのも、大きな違いです。

原材料に「濃縮還元」の文字はありませんが、この製品は、にんじんやほうれん草、アスパラガスなど21種類の野菜汁を濃縮還元したものです。さらに、りんごとオレンジ、レモンの濃縮還元の果汁を加えています。

濃縮還元とは、まず野菜や果物を搾って、その汁を加熱して濃縮し、ペースト状にします。こうして容積を減らすことで、輸送や保管が容易になるのです。そして、製品化する際に、水を加えて元の状態に戻します。

ただし、果汁の場合、加熱などの加工によって、独特の香りが失われてしまいます。それを補うために、香料を添加しているのです。

果汁・野菜汁飲料

カゴメによると「オレンジから抽出した天然香料を使っている」とのこと。前の〈充実野菜〉に比べて穏やかなにおいなので、実際に天然香料が使われているのかもしれませんが、やはり不自然なにおいになっていることに変わりはありません。

栄養的にも感心しません。たんぱく質、食物繊維、カルシウム、カリウムなど、いずれの栄養素も〈野菜一日これ一本〉より含有量が少ないのです。同じカゴメ製品を飲むなら〈野菜一日これ一本〉のほうがよいでしょう。

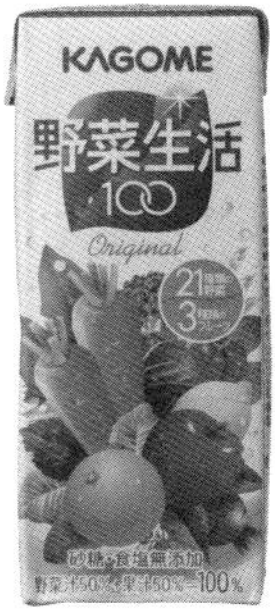

★食品原料 野菜（にんじん、ほうれん草、アスパラガス、赤ピーマン、小松菜、クレソン、かぼちゃ、紫キャベツ、ブロッコリー、メキャベツ（プチヴェール）、ビート、赤じそ、セロリ、レタス、はくさい、ケール、パセリ、なす、たまねぎ、だいこん、キャベツ）、果実（りんご、オレンジ、レモン）

★添加物 香料

★成分（1本200ml あたり）エネルギー66kcal、たんぱく質0.6g、脂質0g、糖質15.7g、食物繊維0.6g、ナトリウム6～110mg、カルシウム17mg、カリウム300mg、ビタミンA300～1200μg、ビタミンK4μg、葉酸2～21μg、ショ糖4.5g、α-カロテン780～6500μg、β-カロテン3300～11000μg

エビアン

●伊藤園・伊藤忠ミネラルウォーターズ

日本人は硬水に不向きなのかもしれない

世界的に知られたフランスの銘水です。アルプス山脈の北側、エビアン・レ・バンのカシャ水源の地下水を、そのまま加熱もろ過もせずにボトリングしており、ラベルには「無殺（除）菌・（天然無発泡性）」とあります。

ＥＵ（欧州連合）では、ナチュラルミネラルウォーターは「殺菌しないこと」が条件になっています。加熱などを行なうと、水の組成が変わり、水のおいしさの元となっているミネラルや酸素、炭酸ガスが失われるからです。ＥＵには、ナチュラルミネラルウォーターの基準があり、それは次のようなものです。

①水源があらゆる汚染から完全に隔離、保護された地下水である。②ミネラル成分や採水時の温度が一定である。③採水地で直接ボトリングされている。④殺菌処理など一切の加工をせずに自然のままである。⑤健康によいと認められている。

これらの厳しい基準を守るために〈エビアン〉の採水地の周辺は、工場、ゴルフ場、農場、牧場などの建設を禁止して、水源が汚染されないようにしているといいます。**日本では、ミネラルウォーターは清涼飲料水に分類され、原則として殺菌または除菌が義務付けられています。**ただ例外として、源泉から直接採水し、自動的に容器に充填《じゅうてん》して密封したもので、原水が病原微生物や有害な雑菌に汚染されていない場合、殺菌や除菌をしなくてもよいのです。〈エビアン〉は、これにあてはまります。

ただ、これはあくまで私の個人的な経験なのですが、これまで〈エビアン〉を飲んで、何度かお腹が少し痛くなったことがあります。私の知人でも、そういう人が何人かいます。〈エビアン〉はナトリウムやマグネシウムを多くふくむ硬水であるため(日本はそれらの少ない軟水が多い)、人によっては「合わない」のかもしれません。

ミネラルウォーター

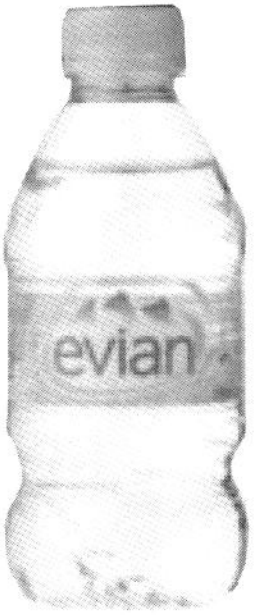

★原材料 水(鉱泉水)

★添加物 なし

★成分(100ml あたり)
エネルギー0kcal、たんぱく質0g、脂質0g、炭水化物0g、ナトリウム0.7mg、カルシウム8.0mg、マグネシウム2.6mg

クリスタルガイザー

●大塚食品

製品にばらつきがあるのが怖い

〈エビアン〉などより値段が安いので、「飲んだことがある」という人も多いと思います。ちなみに、ミネラルが少ない軟水です。

水源は、アメリカ・カリフォルニア州の北部にあるシャスタ山の麓《ふもと》。原材料に「湧水」とありますが、これは地面から噴出している地下水のことです。

大塚食品によると、その水をボトリング・プラントで「徹底した除菌、殺菌、品質管理」をしているのだといいます。つまり、殺菌や除菌を行なってからボトリングしているということです。

フランス産の〈エビアン〉は、湧き出た地下水を、一切殺菌も除菌も行なわずにボトリングしています。水源周辺の環境を徹底的に保全し、地下水に汚染物質や病原菌などが入り込まないようにすることで、それが可能になっています。〈クリスタルガイザー〉の場合、そこまで徹底した水源の保護ができていないということでしょう。

ミネラルウォーター

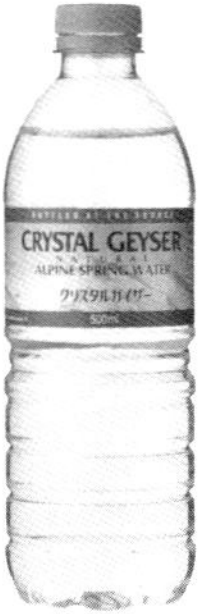

★**原材料** 水（湧水）

★**添加物** なし

★**成分**（100ml あたり）
エネルギー0kcal、たんぱく質0g、脂質0g、炭水化物0g、ナトリウム1.13mg、カルシウム0.64mg、マグネシウム0.54mg、カリウム0.18mg、バナジウム5.5μg

採水地は、シャスタ山の麓、標高１１３０メートルの場所です。そこで採取した水を、約３キロ離れた工場に引いて利用しているとのこと（大塚食品のＨＰより）。

しかし、３キロとはかなりの遠距離です。その間に、**パイプのつなぎ目から細菌や有害物質などが入って汚染されることはないのか、あるいはパイプの素材が溶け出すことはないのかなど、気がかりな点があります。**

私はこれまでこの製品をずいぶん飲んできましたが、製品に多少ばらつきがあるように感じます。甘い水の感じでとても口当たりがよく、「おいしい」と思うときもあれば、舌に多少刺激を感じて、「大丈夫かな？」と不安に思うときもあります。３キロもの距離を送水していることと関係しているのかもしれません。

アサヒスタイルフリー

●アサヒビール

糖質ゼロをうたっているが、完全にゼロではない

糖質ゼロを最大のウリにしている製品です。「糖質が入っていないので飲んでいる」という人も多いと思います。

この製品は、発泡酒の一種です。「ビールと発泡酒って、どう違うの？」と思っている人もいるでしょう。

ビールは、麦芽と苦味を出すホップをビール酵母で発酵させたものです。日本の場合、ほかに米、コーン（とうもろこし粉）、スターチ（とうもろこしデンプン）を加えて発酵させたものが多くなっています。

一方、発泡酒は麦芽を原料の一部として発酵させたもので、ビールに比べて麦芽の割合が少ないのです。

この製品は、原料に糖類、酵母エキス、大豆ペプチド（大豆のたんぱく質を分解したもの）を加えることで、麦芽の割合を低くしています。

アルコール飲料

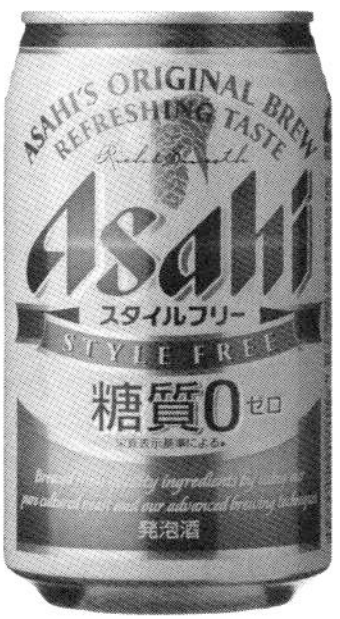

★食品原料 麦芽、ホップ、糖類、酵母エキス、大豆ペプチド

★添加物 カラメル色素

★成分（100ml あたり）エネルギー24kcal、たんぱく質0g、脂質0g、糖質0g、食物繊維0～0.1g、ナトリウム0～12mg、プリン体3.6mg

発泡酒は、酒税法上ビールに比べて税金が安くなっていて、３５０mlあたりビールが77円であるのに対して、発泡酒は47円です。そのため、価格が安いのです。

ところで、この製品には「糖質０」と大きく表示されていますが、実際にはゼロではありません。

消費者庁の栄養表示基準によると、１００mlあたり糖質が０・５g未満であれば、「糖質０（ゼロ）」と表示してよいことになっているのです。したがって、１００mlあたり「０～０・５g未満」の範囲で糖質がふくまれているということなのです。

それから、**残念ながらカラメル色素が使われています。**アサヒビールによると「美しいこがね色をつけるため」とのことですが、発泡酒にはもともと色がついているのですから、まったく必要ないと思います。

キリン氷結レモンストロング

●麒麟麦酒

カロリーが高すぎやしませんか

カクテル飲料の代表格といえる製品です。合成甘味料などが使われていないので「飲んではいけない」とは言えませんが、あまりお勧めはできません。カロリーが高く、さらに酸味料や香料が添加されているからです。

１００mlあたり実に61ｋｃａｌもあります。これはビールの約１・５倍です。３５０ml缶を2本飲んだだけで、約４３０ｋｃａｌを摂取することになります。一緒に食べものやつまみをとれば、１０００ｋｃａｌを簡単に超えてしまうでしょう。

酸味料については、最後にもう一度だけ書きますが、酸味を出す目的で添加されるもので、合成の酸味料が24品目あります。天然は、イタコン酸とフィチン酸です。

もっとも多く使われている合成酸味料は乳酸で、クエン酸やリンゴ酸もよく使われています。もともと果実や野菜などにふくまれている成分が多いので、安全性はそれほど問題ありません。

アルコール飲料

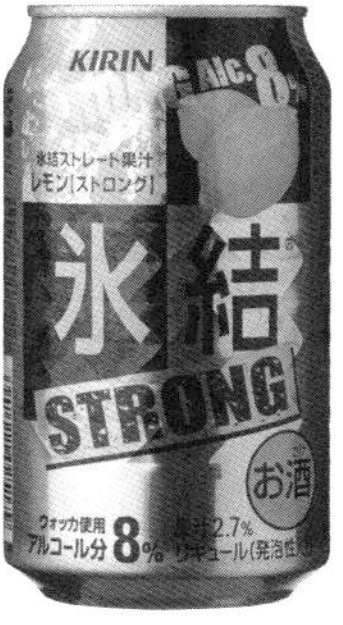

★食品原料 レモン果汁、ウォッカ、糖類

★添加物 酸味料、香料

★成分（100ml あたり）エネルギー61kcal、たんぱく質0g、脂質0g、糖質3.4g、食物繊維0g、ナトリウム12.3mg

しかし、**酸味料はどれをいくつ使っても「酸味料」としか表示されないので、何が使われているのか不明**です。

香料については散々、書いてきましたし、さすがに口うるさくなるので、ここではやめておきましょう。

私は過去にこの製品を2、3回飲んだことがありますが、甘ったるい味と、香料による作りものっぽい香りで、「おいしい」とは感じられませんでした。

好みの問題なので「おいしい」と感じる人もいるのでしょうが、個人的にはウォッカやラム酒を自分で買ってきて、それを炭酸水や果汁などで割って飲んだほうが、ずっと「おいしい」と思います。皆さんはいかがでしょうか。

香料が入った飲みものが多すぎる!

なぜ、こんなにも安易に香料が使われているのか——と、つい怒りにも似た気持ちがこみ上げてきてしまいます。

とにかく香料を添加して強いにおいを消費者の脳に刷り込み、もう一度買わせることを狙ったような製品が多すぎます。いかに利益を追求することが企業の目的とはいえ、ちょっとやりすぎのように思います。

たとえば「100％果汁」とうたいながら香料を添加するのは、いかがなものでしょうか?

全体の量から見れば、香料はほんのわずかですから、「関係ない」とメーカー側は考えているのかもしれません。

しかし「100％果汁」という表示を見て、おそらく消費者は「中身はすべて果汁」と期待して買っているのです。

ところが実際は、本来の果物とはかけ離れた、人工的でツンと鼻をつくようなにおい。そして、いかにも「作りもの」のような変な味……。

メーカー側は「製造の際に失われた香りを補っている」といいます。

であるならば、果物から抽出した天然香料だけを使い、元の香りを忠実に

column 2

再現すべきでしょう。

ところが、素性の知れない合成香料を使っているケースが多いのです。しかも、何を使っているのか、具体的には一切表示していません。問い合わせても「教えられません」「よくわかりません」の一点張り。

「わからないなら使うな！」と思わず言いたくなります。

いい加減この辺で、何にでも香料を添加し、その強烈なにおいと味で製品を買わせようという姿勢を、改めてもらいたいと思います。

このまま香料が安易に使われ続ければ、本当の果物のにおい、本当のコーヒーや紅茶のにおいがわからない人間ばかりになってしまうでしょう。また微量とはいえ、とり続けた場合、健康への影響も心配されます。

各メーカーは、この点を充分考えて、無節操《むせっそう》な香料の使用をやめるべきでしょう。

第3章

「飲んでもいい」飲みもの

お～いお茶 緑茶

●伊藤園

メーカーのプライドを感じる製品

お茶飲料の定番といえる製品です。「あの渋さが好き」という人も多いと思います。逆に「ちょっと渋くて……」という人もいるかもしれませんが。

お茶飲料の歴史は、伊藤園が１９８５年に缶入りの〈煎茶〉（〈お～いお茶〉の前身）を発売したときから始まりました。「お茶はタダが当たり前」の日本で「お茶飲料が売れるはずがない」という大方の予想を覆して大ヒットし、お茶飲料ブームのさきがけとなりました。水代わりに飲む人が多いことと、疲れたときやリラックスしたいときにお茶飲料を飲む人が多いからでしょう。

お茶飲料のシェアトップを誇る〈お～いお茶〉は、最初から無香料を貫いてきており、茶葉もすべて国産を使っているといいます。〈緑茶〉はもちろん〈濃い味〉〈ほうじ茶〉〈玄米茶〉も同様で、製茶会社である伊藤園のプライドを感じます。

添加物のビタミンCは、茶葉から飲料を製造する際に失われるビタミンCを補うた

お茶・コーヒー飲料

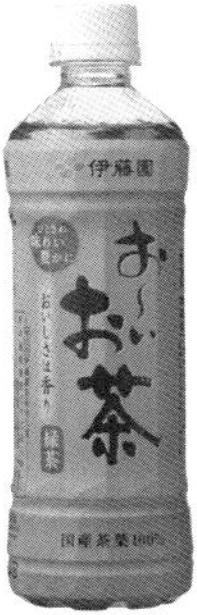

★食品原料 緑茶(日本)

★添加物 ビタミンC

★成分(1本500ml あたり) エネルギー0kcal、たんぱく質0g、脂質0g、炭水化物0g、ナトリウム45mg、カテキン160mg

めと、お茶の成分が酸化して香りや味や色が悪くなるのを防ぐために使われています。

ビタミンCは、L-アスコルビン酸のことですが、添加物としてはその類似物質も使用が認められています。伊藤園では、「L-アスコルビン酸とL-アスコルビン酸Naを使っている」といいます。これらを使っても、表示は「ビタミンC」でよいことになっています。どちらも、安全性に問題はありません。

ただし、L-アスコルビン酸Naを使った場合、ナトリウムが増えることになります。

〈お〜いお茶 緑茶〉100mlにはナトリウムが約9mgふくまれています。ふつうの煎茶の浸出液の場合、100mlあたりのナトリウムは3mgですから、3倍ふくまれていることになります。ただし、少量なので問題はないでしょう。

綾鷹 上煎茶

●コカ・コーラ カスタマーマーケティング

お茶本来のうまみがよく出ている

〈お〜いお茶〉や〈伊右衛門〉に比べると知名度は劣るかもしれませんが、個人的には、お茶飲料の中ではこの製品の味が一番気に入っています。〈伊右衛門〉が京都の茶問屋・福寿園の茶匠が選んだ茶葉を使っているのに対して、〈綾鷹〉は、同じ京都・宇治で創業４５０年の茶舗・上林春松本店との共同開発によって生まれました。

この製品の最大の特徴は、お茶のにごり成分を除去していないことです。普通、お茶を淹れると、茶葉の細かい破片などが下に沈んでいきます。お茶飲料がこうなった場合、沈殿したものがオリとなり、「古くて、おいしくなさそう」と思われてしまいます。そこで、フィルターなどを使って除去しているのです。

ところが〈綾鷹〉は、オリをあえて除去していません。そうすることで、お茶本来のうまみを残そうという考えからです。先行する〈お〜いお茶〉や〈伊右衛門〉と同

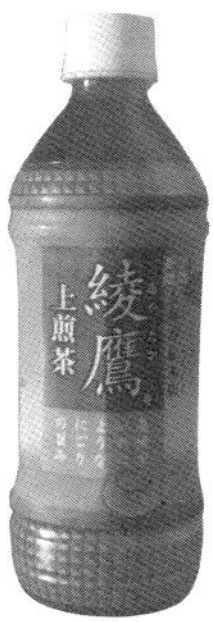

★食品原料 緑茶(国産)

★添加物 ビタミンC

★成分(100ml あたり)
エネルギー0kcal、たんぱく質0g、脂質0g、炭水化物0g、ナトリウム7.8mg

じようなお茶飲料を出しても売り上げを伸ばせないので、それらとは違った特徴を出そうとしたのでしょう。

そのため、ボトルの底には沈殿物が薄い層になっています。「にごりのもとである抹茶が沈殿しますので、よく振ってからお飲み下さい」と表示されているので、**振って飲むと、なかなかまろやかな味で、確かにお茶本来のうまみがある**のです。

〈お〜いお茶〉で、添加物のビタミンCにはいくつか種類があると書きましたが、日本コカ・コーラによると、「L－アスコルビン酸Naを使っている」といいます。安全性に問題はありませんが、100ml中のナトリウムは7・8mgと、茶葉を淹れた浸出液の2・6倍になっています。

爽健美茶

●コカ・コーラ カスタマーマーケティング

香ばしくて飲みやすい！

日本コカ・コーラが１９９４年から全国的に売り出した製品です。〈爽健美茶〉とは、「爽やかさ、健やかさ、美しさをもたらしてくれる無糖茶」という意味だといいます。

その名の通り、糖分はふくまれておらず、添加物はビタミンＣのみです。原材料は、ハトムギや玄米、どくだみ、杜仲など体によさそうなものが使われています。私もときどき飲みますが、なかなか香ばしい味がして、飲みやすいお茶です。

数多くの原材料が使われていますが、効果がどれほどあるのかは不明です。あくまで水分を補給し、通常のお茶と同様に「一服する」という目的で飲むべきでしょう。

この製品には、ほかに〈爽健美茶 黒冴〉があります。これも、糖分をふくまず、添加物はビタミンＣのみです。烏龍茶をベースに、黒豆や黒ごまなどを加えています。

お茶・コーヒー飲料

また、ホット専用の〈香りと深みの爽健美茶〉もあります。無糖で、やはり添加物はビタミンCのみ。原材料は、通常の〈爽健美茶〉とほとんど同じです。

ちなみに**「〈爽健美茶〉のペットボトルは薄い」と感じている人も多いと思います。実はこのボトルの原料の5~30%は、サトウキビから作られたもの**なのです。

ペットボトルは、主にエチレングリコールとテレフタル酸という化学物質から作られます。

通常はどちらも石油を原料にしていますが、〈爽健美茶〉のペットボトルは、サトウキビから作られたエチレングリコールを原料の一部に使っているのです。石油の消費を減らしているのだといいます。

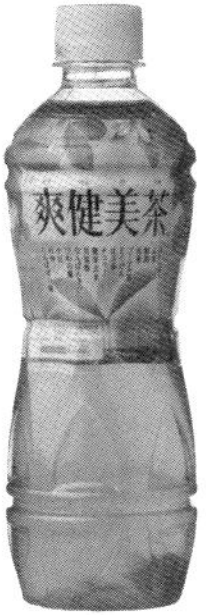

★食品原料 ハトムギ、玄米（発芽玄米3%）、緑茶、大麦、プーアル茶、どくだみ、はぶ茶、チコリー、月見草、ナンバンキビ、ビワの葉、小豆、杜仲、タンポポの根

★添加物 ビタミンC

★成分（100ml あたり）エネルギー0kcal、たんぱく質0g、脂質0g、炭水化物0g、ナトリウム4～8mg

アサヒ 十六茶

●アサヒ飲料

ノンカフェインのブレンド茶

アサヒ飲料が〈十六茶〉を売り出したのは、1993年のことです。たまたま家の近くの自動販売機で見つけ、珍しいお茶なのでさっそく買って飲んでみたことを覚えています。今までの緑茶飲料とはまったく違う、新しいお茶飲料だと感じました。

しかし、その後、1年遅れで全国発売された〈爽健美茶〉にブレンド茶飲料のトップの座を奪われ、大きく引き離されています。主原料はどちらもハトムギ、大麦、玄米で、味もそれほど変わらないと思うのですが、差がついたのはおそらくネーミングの違いでしょう。〈十六茶〉という名前は、ちょっと味気ないですから。

この製品が、**ライバルの〈爽健美茶〉と違う点は、緑茶を使っていないこと**です。そのため、カフェインがゼロなので、カフェインに敏感な人や子どもには適した飲みものといえるでしょう。

ちなみに、〈十六茶〉には、トクホとして許可されたタイプもあります。「食後の血糖値が気になる方に」と大きく表示されているので、すぐわかります。難消化性デキストリンという食物繊維をふくんでいて、それが糖分の吸収を抑えるので、食事と一緒に飲むと、血糖値の上昇を抑えられるといいます。

デキストリンとは、ぶどう糖をいくつも結合させたもので、その中で消化酵素によって分解されないのが、難消化性デキストリンです。ただし、消化されないゆえに、たくさんとると下痢を起こすことがあり「飲みすぎ、あるいは体質・体調により、おなかがゆるくなることがあります」という注意表示があります。

こうした飲料を飲んでいると「トクホを飲んでいるから、糖分をとっても安心」という心理が働いて、糖分のとりすぎになる傾向があるので、注意してください。

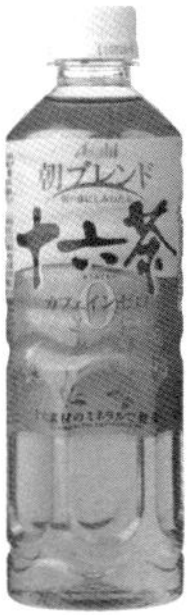

★食品原料 ハトムギ、大麦、ハブ茶、黒豆（大豆）、玄米、とうもろこし、発芽大麦、びわの葉、昆布、ゴマ、熊笹、柿の葉、桑の葉、あわ、きび、ひえ

★添加物 ビタミンC

★成分（100ml あたり）エネルギー0kcal、たんぱく質0g、脂質0g、炭水化物0g、ナトリウム0～12mg、カリウム3～7mg、カフェイン0mg

シンビーノ ジャワティストレート レッド

●大塚食品

時代の先駆けとなった紅茶飲料

私はペットボトルの紅茶を飲むときは、必ずこの製品を飲むようにしています。香料を使っておらず、糖質もまったくふくまれていないからです。

当然、エネルギーやたんぱく質などの栄養素はふくまれませんが、紅茶を飲んだときの独特のリラックス感が得られますし、水分の補給にもなります。

普通、紅茶といえば、セイロン産のものですが、この製品はジャワ産の茶葉を使っているのが特徴です。

「赤道直下の強い太陽が育んだ、個性の『強い』ジャワ産茶葉を使用し」（大塚食品のHPより）とありますが、確かに**香料を添加していないにもかかわらず、強い紅茶の香りがし、渋みや苦味もほどよい感じ**になっています。香料によって、香りや味をごまかしている製品が多い昨今、貴重な製品です。

それから、普通の紅茶飲料には、酸化防止の目的でビタミンCが添加されていますが、この製品には使われていません。ビタミンCを添加しなくても、それほど香りや味は変わらないようです。

この製品が売り出されたのは、1989年のことです。当時はまだ紅茶飲料がほとんど売り出されておらず、緑茶飲料も今のように一般的ではありませんでしたから、砂糖も加えず、単なる紅茶だけの飲料というのは、多少違和感を覚えました。

しかし、その後の健康志向によって、無糖のお茶飲料が人気を呼ぶようになり、そのブームはずっと続いています。この製品はその先駆けになったといえるでしょう。

この製品には、緑茶を使った〈グリーン〉もあります。これも、ジャワ原産の茶葉を使用した製品で、香料は添加されていません。もちろん無糖です。

お茶・コーヒー飲料

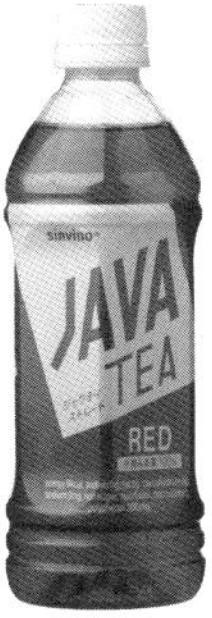

★食品原料 紅茶

★添加物 なし

★成分（100ml あたり）
エネルギー0kcal、たんぱく質0g、脂質0g、炭水化物0g、ナトリウム0mg、糖類0g

伊藤園 ウーロン茶

●伊藤園

正直に成分を表示した信用できるウーロン茶

〈サントリー ウーロン茶〉と並ぶ、烏龍茶飲料の代表格です。缶以外に、もちろんペットボトル入りもあります。なお、缶は内側をペット樹脂でコーティングしたタルク缶が使われています。

この製品の原材料は、烏龍茶とビタミンCであり〈サントリー ウーロン茶〉とまったく同じです。にもかかわらず、この製品を「飲んでもいい」で取り上げて〈サントリー ウーロン茶〉を「中間」で取り上げたのは、〈サントリー ウーロン茶〉はサントリーのホームページにしか成分表示がないからです。そのため、製品だけではナトリウムの含有量がわからないのです。

前にも書きましたが、添加物のビタミンCには、L-アスコルビン酸やL-アスコルビン酸Naなどいくつか種類があります。しかし、どれを使っても「ビタミンC」としか表示されないので、消費者には何が使われているのかわかりません。

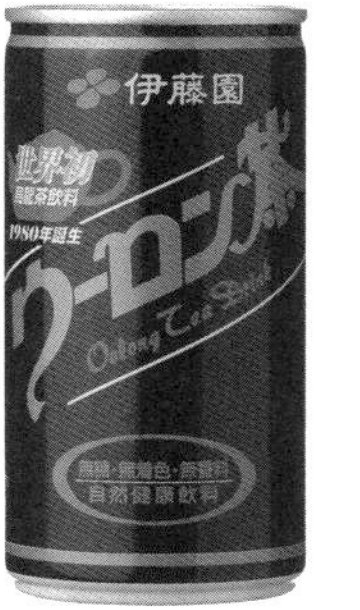

★食品原料 烏龍茶

★添加物 ビタミンC

★成分（1缶190g あたり）エネルギー0kcal、たんぱく質0g、脂質0g、炭水化物0g、ナトリウム13mg、糖類0g

ところが、成分表示からそれを知ることができるのです。前にも書きましたが、おさらいの意味も兼ねてもう一度だけ書いておきます。

烏龍茶の茶葉を使って、家庭で烏龍茶を作った場合、その浸出液１００ｇには、１mg程度のナトリウムがふくまれています。〈伊藤園 ウーロン茶〉の場合、１００ｇあたり６・８mgものナトリウムがふくまれています。ということは、ビタミンCとしてL－アスコルビン酸Naが使われていることがわかります。

しかし**〈サントリー ウーロン茶〉の場合はラベルに成分表示がないため、何が添加されているのかわかりません。**それで、製品に対する信頼感がもてず、「飲んでもいい」ということができないのです。その点〈伊藤園 ウーロン茶〉は、ラベルに成分が表示されているので信用できるのです。

からだ巡茶

●コカ・コーラ カスタマーマーケティング

普通のお茶を飲む感覚で

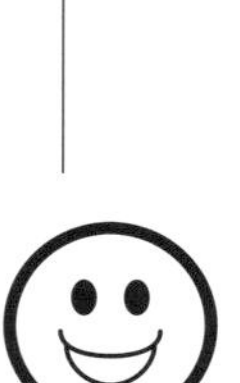

女優・広末涼子のテレビCMで一気に知られるようになった製品です。テレビの影響力は弱まったといわれていますが、それでもCMの効果は大きなものがあるようです。

「〈爽健美茶〉とどう違うの?」と感じている人もいると思いますが、〈爽健美茶〉はハトムギと玄米をベースにしています。それに対して、こちらは烏龍茶をベースにしています。

日本コカ・コーラのホームページには、「薬日本堂の協力により、〝からだの巡り〟を考えて厳選した東洋素材を使用した、本格的な健康無糖茶」とあります。

烏龍茶は、中国では脂肪の多い料理と一緒に飲むと、脂肪の排出をうながすといわれています。どくだみは日本古来の生薬で、消炎・利尿作用があるとされます。

このほか、杜仲は中国原産の樹木で、若葉はお茶として利用されていて、血圧を下

お茶・コーヒー飲料

げる働きがあるといわれています。プーアル茶は中国茶の一つで、炭水化物の消化・吸収を抑制するといわれています。

さらに、クコの実は、クコ酒に使われており、俗に強壮作用があるといわれています。霊芝《れいし》は、万年茸というキノコの一種です。

一見、効果がありそうなものばかりですが、〈からだ巡茶〉を飲むことで実際にどんな効果が現われるのか、試験データがあるわけではありません。したがって、どれだけ効果があるのかはわからないのです。**勝手にあまり期待しないほうがいい**でしょう。普通のお茶と同じような感覚で飲むのがいいと思います。

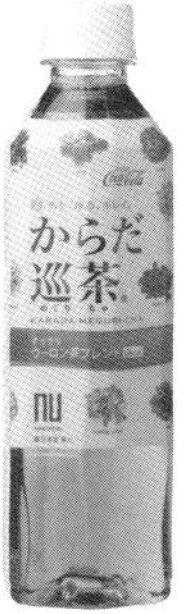

★食品原料 烏龍茶、緑茶、どくだみ、熊笹、杜仲、プーアル茶、はすの葉、黄茶、クコの実、高麗人参、みかんの皮、クコ葉、霊芝

★添加物 ビタミンC

★成分（100ml あたり）
エネルギー0kcal、たんぱく質0g、脂質0g、炭水化物0g、ナトリウム3～8mg

六条麦茶

●カゴメ

実はカナダ産の麦を使用しているが問題なし

「やっぱり夏は麦茶が一番だね」と思っている人も多いでしょう。なぜか、暑くなってくると麦茶が飲みたくなりますね。夏場に体から失われる成分を、麦茶が補充してくれるのかもしれません。〈六条麦茶〉は麦茶飲料の定番で、ロングセラーを続けています。

お茶飲料は、酸化によって香りや味、色が変化するのを防ぐために、普通は抗酸化作用のあるビタミンCを添加していますが、この製品には添加されていません。また、ノンカフェインなので、子どもや妊娠中の女性も安心して飲むことができます。

麦茶は、大麦を焙煎したものです。焙煎することによって、香ばしい香りや味が出てくるのです。大麦には、二条大麦（2列の種子が並ぶ）と六条大麦（6列の種子が並ぶ）とがあって、麦茶に使うのは六条麦茶です。たんぱく質が多く、それが焙煎によって香りやうまみ成分になります。

お茶・コーヒー飲料

〈六条麦茶〉に使われている六条大麦は、国産とカナダ産です。また、水は伏流水（地下を流れる水）が使われているといいます。製造工程は、原料の六条大麦を焙煎し、大量の焙煎麦にお湯のシャワーを降り注いでドリップし、短時間で高温殺菌を行ない、その後冷却してボトリングするというものです。

添加物を使わず、カフェインやタンニン（お茶の渋み成分）もふくまないので、カゴメでは「生後2か月の赤ちゃんから飲めます」といっています。

ただし、この製品は味に多少クセがあるようで、「ちょっとこの味は苦手だ」あるいは「あまりおいしくない」という人もいると聞きます。そこら辺は好みなので、なんともいえませんが、少なくとも安全性には何の問題もないでしょう。

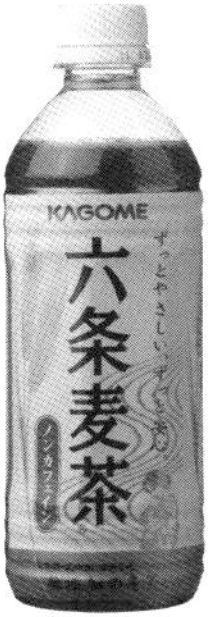

★食品原料 六条大麦

★添加物 なし

★成分（100ml あたり）
エネルギー0kcal、たんぱく質0g、脂質0g、炭水化物0g、ナトリウム6mg、カフェイン0mg

Naturalジャスミンティー

●伊藤園

自然な香りが心地よい

「ジャスミン茶の独特の香りが好き」という人は少なくないと思います。

中華料理店で食後にジャスミン茶が出されることがありますが、独特の香りが心地よく、また口の中の脂っこさをさっぱりさせてくれます。ジャスミン茶を手軽に飲めるようにしたのがこの製品で、コンビニでも売られています。

ジャスミンとは、モクセイ科ジャスミナム（ソケイ）属の植物２００種以上の総称で、普通はオウバイ、ソケイ、マツリカなどを指します。熱帯や亜熱帯に分布し、黄色や白の筒状の花を咲かせ、独特の芳香があります。その花を利用したのが、ジャスミン茶です。

ジャスミン茶は中国茶の一つで、乾燥させたマツリカ（茉莉花）の花を緑茶などに混ぜて、香りをつけたものです。その独特の香りや味が楽しめるのはもちろんですが、さらに「気分をリラックスさせる」などの効果があるといわれています。実際に飲んでみると、その芳しい香りによって気持ちが落ち着くように思います。

この製品は、ボトルに「香料不使用」と表示されているように、香料を添加していません。**安易に香料を添加して、本来とは違うにおいや味で消費者をひき付けようという飲みものが多い今日、貴重な製品といえる**でしょう。

「マツリカの香りが強いので、香料を使う必要がないからでは？」という人もいるでしょう。確かにそういう面はあると思いますが……。

ジャスミン茶は、古くから中国で飲まれているお茶なので、安全性に問題はないと考えられます。脂っこいものを食べた後や、気分をリラックスさせたいときなどに飲むのに適した製品といえるでしょう。

お茶・コーヒー飲料

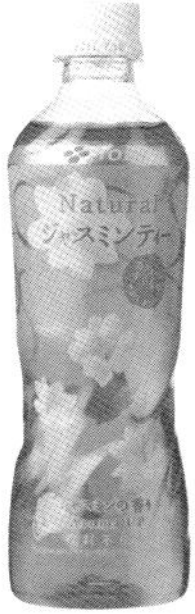

★食品原料 ジャスミン茶

★添加物 ビタミンC

★成分（1本500ml あたり）エネルギー0kcal、たんぱく質0g、脂質0g、炭水化物0g、ナトリウム35mg、カフェイン35mg

ボス 無糖ブラック

●サントリーフーズ

「食品原料コーヒー」のみ

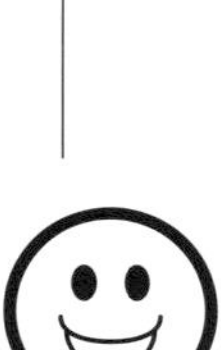

「缶コーヒーでうまいものはない」と感じている人はとても多いと思います。私も同感です。なぜ、おいしくないかというと、やたらと糖分やミルク、乳化剤（水と油を混じりやすくする添加物）などを入れて甘ったるい味にしているからです。

さらに、香料を添加しているため、人工的な鼻をつくにおいがして、味も不自然なものになっています。その点、この製品はその二つの欠点がありません。

無糖・ブラックの缶コーヒーは、この製品以外にもいろいろありますが、実は香料を添加している製品が多いのです。加工する際に、どうしてもコーヒーの命である香りが失われてしまいます。それを手っ取り早く補えるのが「香料」だと多くのメーカーが考えていて、安易に添加しているのです。

しかし、どんな香料を使っても、コーヒー本来の香りを出すのは困難ですし、かえって不自然で変な香りと味になってしまいがちです。

お茶・コーヒー飲料

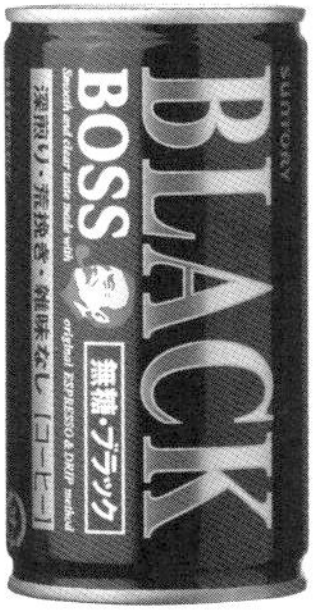

★食品原料 コーヒー

★添加物 なし

★成分（100g あたり）エネルギー0kcal、たんぱく質0g、脂質0g、炭水化物0 ～1.0g、ナトリウム10～30mg、糖類0g、カフェイン約50mg、カリウム約70mg、リン10mg 未満

天然香料の一つに「コーヒー」（コーヒー豆から抽出）があるので、メーカーがこれを使っている可能性はあります。

しかし、香りが弱いとなると、合成香料が使われることになります。香料が添加された缶コーヒーを飲むと、尿が妙にコーヒー臭くなることがあります。おそらく分解されにくい合成香料が使われているのでしょう。

その点、**この製品は香料が使われていないので、香りも味も不自然なものではなく、安心して飲むことができます。**

なお、ユーシーシーの〈ＵＣＣ　ＢＬＡＣＫ無糖〉も、香料は添加されていません。

明治おいしい牛乳

●明治乳業

焦げ臭を減らした牛乳

今や、もっとも知られた牛乳といっていいでしょう。牛乳（成分無調整）とは、生乳（牛から搾った乳）だけを原料に使い、無脂肪固形分8・0％以上および乳脂肪分3・0％以上をふくむものです。水やその他の原料を加えてはいけません。

ちなみに加工乳とは、生乳に脱脂粉乳やクリームなどの乳製品を加えることで、乳脂肪分を多くしたり少なくしたりしたものです。乳飲料は、牛乳や乳製品を主原料として、これに乳以外の成分（コーヒー、果汁、糖類など）を混ぜて加工したものです。

牛乳には、殺菌方法の違いによって、主に次のようなものがあります。

①低温殺菌牛乳…62〜68度で30分間殺菌。生乳にふくまれる栄養素がほとんど変性しません。ただし、消費期限が約5日間と短くなっています。

②高温殺菌牛乳…72〜75度で15秒または15分殺菌。低温殺菌に比べて短い時間で殺菌でき、栄養素が変性することも少なくなっています。欧米では一般的な殺菌法。

乳・乳酸菌飲料

③超高温殺菌牛乳…120〜150度で1〜3秒間殺菌。ひじょうに短い時間で殺菌できますが、たんぱく質の約20％を占めるホエー（乳清）たんぱく質が変性して、生乳本来の風味や味が変化してしまいます。

日本の牛乳はほとんどが③の超高温殺菌牛乳ですが、この殺菌法では加熱によって焦げ臭が発生してしまい、「まずい」と感じる人が少なくありませんでした。

そこで**明治乳業では、加熱殺菌する前に酸素を取り除き、焦げ臭の発生を減らす技術を開発しました。**その技術を使って製造したのが〈明治おいしい牛乳〉です。

ただし、一般的に超高温殺菌牛乳の場合、腸がデリケートな人は下痢をすることがあるので、そんな人には低温殺菌牛乳をお勧めします。

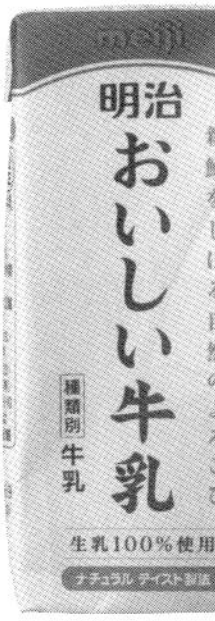

★食品原料 生乳100％

★添加物 なし

★成分（1本200ml あたり）エネルギー137kcal、たんぱく質6.8g、脂質7.8g、炭水化物9.9g、ナトリウム85mg、カルシウム227mg

ドトール カフェ・オ・レ

●ドトールコーヒー

カフェオレの常識を覆した逸品《いっぴん》

「昔飲んだコーヒー牛乳の味がする」——これを飲んだ人たちは、おそらくこう感じるでしょう。牛乳とコーヒー、そして砂糖の混じったシンプルな味だからです。

私も「おいしい」と思いますが、乳化剤や香料が添加されたカフェオレに慣れている人は、もしかすると「なめらかさがない」「香りが足りない」と感じてしまうかも。

カップには「香料・着色料無添加」との表示。カフェオレ製品はいろんなメーカーから出ていますが、ほとんどが香料やカラメル色素が添加されています。

「飲んではいけない」の〈ブレンディ カフェオレ〉、「中間」の〈グリコ カフェオーレ〉〈雪印コーヒー〉〈マウントレーニア カフェラッテ〉も両方、あるいはどちらかが添加されています。これがカフェオレ製品の常識になっているのです。

ところが、ドトールコーヒーがこの常識を覆したのです。原材料は、生乳、コーヒー、砂糖だけで、添加物は使っていません。

乳・乳酸菌飲料

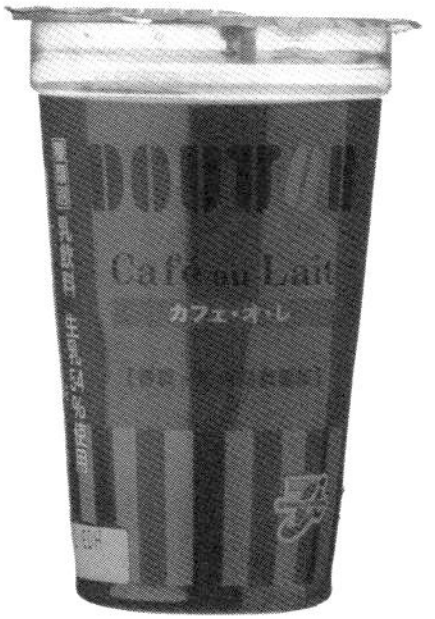

★食品原料 生乳（50%未満）、コーヒー、砂糖

★添加物 なし

★成分（1カップ200mlあたり）エネルギー119kcal、たんぱく質4.2g、脂質4.3g、炭水化物15.8g、ナトリウム48mg

これは企業として冒険だったでしょう。多くの消費者は、添加物入りのカフェオレの味に慣れてしまっています。そこに、コーヒー牛乳のようなシンプルな味の製品を売り出しても、ほとんど売れないかもしれません。**それでも、あえて添加物なしのカフェオレを作って売り出したところに、斬新《ざんしん》さを感じます。**

1カップ（200ml）にふくまれる糖分は、約16g。エネルギーは119kcalと多くないので、糖分やカロリーのとりすぎにはなりません。

なお、ドトールが出しているカフェオレには、1カップが270mlの製品もあり、それの糖分は約20gで、152kcalです。また〈しっかりカフェ・オ・レ〉〈まろやかカフェ・オ・レ〉には、乳化剤やカラギナンが添加されているので注意！

高千穂牧場カフェ・オ・レ

●南日本酪農協同

添加物なしでもなめらかさは出る

カフェオレには普通、香料が使われていて、製品によっては乳化剤も使われています。人気の高い森永乳業の〈マウントレーニア カフェラッテ〉には、どちらも使われています。乳化剤は乳にふくまれる脂肪と水とを混じりやすくするため、なめらかさが出て、とても舌触りがよくなるようです。それで人気があるのでしょう。

ところが、**この製品には乳化剤も香料も使われていません。**正直言って、乳化剤が入っていないと、どうしてもサラッとしてしまいます。前出の〈ドトールカフェ・オ・レ〉の場合も「おいしい」とは思うのですが、なめらかで舌触りがよいという感じではありません。いわゆるコーヒー牛乳という感じです。

一方、この製品は〈マウントレーニア カフェラッテ〉ほどではありませんが、けっこうなめらかさがあるので「舌触りがよく、おいしい」と感じる人も多いと思います。なおコーヒー抽出液とは、「コーヒー豆からお湯で抽出したもので、添加物は一切使っていない」（製造元の南日本酪農協同）とのことです。

なぜ、乳化剤を使っていないのになめらかなのか？

その秘密は、牛乳の量にあるようです。〈ドトールカフェ・オ・レ〉が「生乳54％」であるのに対して、この製品は「牛乳75％」と高く、乳脂肪分が多いため、舌触りがよいと考えられます。

また、1本に、たんぱく質を5・5g、カルシウムを190mgふくんでいます。カルシウムは、1日所要量の約3分の1にあたります。糖分は20g程度で、エネルギーは162kcalと、それほど多くありません。コーラやジュースなどに比べれば少ないといえます。

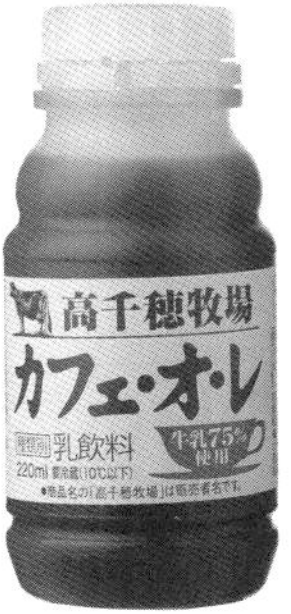

★食品原料 牛乳、砂糖、コーヒー抽出液

★添加物 なし

★成分（1本220ml あたり）エネルギー162kcal、たんぱく質5.5g、脂質6.4g、炭水化物20.6g、ナトリウム69mg、カルシウム190mg

のむヨーグルトプレーン

●オハヨー乳業

手頃な価格で無添加の良品

飲むタイプのヨーグルトは〈明治ブルガリアのむヨーグルト〉など、いろいろ出ていますが、ほとんど香料が添加されています。そのため、人工的な鼻を刺激する強烈なにおいがして、味も香料の影響で変に口に残るものになっています。

しかし、この製品は香料が添加されていません。自然な香りと味を楽しめます。

この製品は、オハヨー乳業とセブン＆アイ・ホールディングスとが共同で開発したプライベートブランドです。セブン＆アイ・ホールディングスのプライベートブランド製品は、全般的に添加物が少なく、値段が手頃なのが特徴です。

添加物を減らすと、どうしても生産コストが上がり、値段が高くなってしまうのですが、**セブン＆アイ・ホールディングスでは中間の流通コストをカットすることで、リーズナブルな価格に抑えている**ようです。

それから、製造業者がすべて表示されているのも特徴です。プライベートブランド

乳・乳酸菌飲料

は、ほかにイオングループのトップバリュやローソンのバリューラインなど数多くありますが、製造者が表示されていないものが少なくありません。この製品にはオハヨー乳業の電話番号まで書かれているので、電話で質問もできます。

カップには「生乳50％使用」という大きな表示。栄養的にも優れていて、1本でたんぱく質を7・7g、カルシウムを240mgふくんでいます。それでいて、糖分をふくめた炭水化物は21・7g、エネルギーは165kcalと、多いというほどではありません。

なお、同じシリーズの〈ブルーベリーののむヨーグルト〉などのフルーツ味は、残念ながら香料や酸味料などが添加されています。

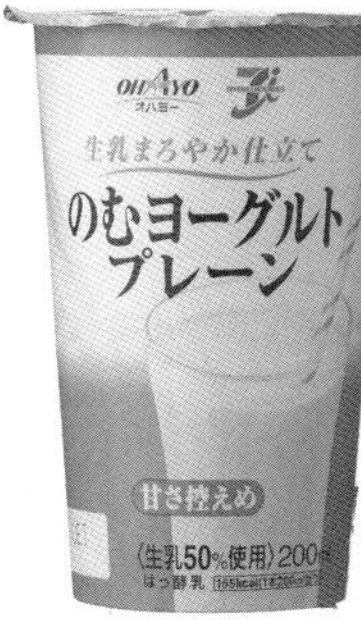

★食品原料 生乳、乳製品、砂糖

★添加物 なし

★成分（1本200ml あたり）エネルギー165kcal、たんぱく質7.7g、脂質5.3g、炭水化物21.7g、ナトリウム100mg、カルシウム240mg

おいしい無調整豆乳

●キッコーマン飲料

安心して飲めるうえに栄養価も高い

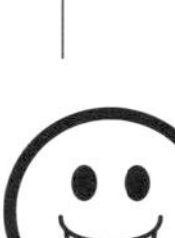

その名の通り「とてもおいしい」豆乳です。原材料は、アメリカ産の遺伝子組み換えではない大豆だけです。パッケージには「種子の徹底した管理による非遺伝子組み換えの安心栽培を実現し、豆乳に適した米国産丸大豆です」とあります。

添加物を使っていないため、とてもすっきりとした、雑味のない味になっています。また、豆乳独特の青臭さもありません。それから、栄養的にも優れています。

１本中にたんぱく質を９・２ｇふくんでいますが、これは成人が１日に必要とするたんぱく質量＝65ｇの約７分の１にあたります。

それからカリウムは、１日所要量（２０００mg）の約４・７分の１、マグネシウムは同（３００mg）の約５・５分の１、亜鉛は同（11mg）の約13・８分の１、鉄は同（10mg）の約８・３分の１にあたります。

さらに、細胞膜の材料となるレシチン、女性ホルモンと化学構造が似ているイソフラボンもふくまれています。

ちなみに、動脈硬化の原因となるコレステロールは、大豆が原料なのでふくまれていません。したがって、総合的に見て、とても優れた飲料ということができます。

豆乳飲料としては同社の〈調製豆乳〉のほうがポピュラーですが、栄養的には〈おいしい無調整豆乳〉のほうが優れていますし、値段もほとんど変わらないので、こちらをお勧めします。ただし、大豆アレルギーの人はご注意を！

なお、大塚チルド食品の〈スゴイダイズ〉も原材料は大豆（遺伝子組み換えでない）だけで、添加物は使われていません。

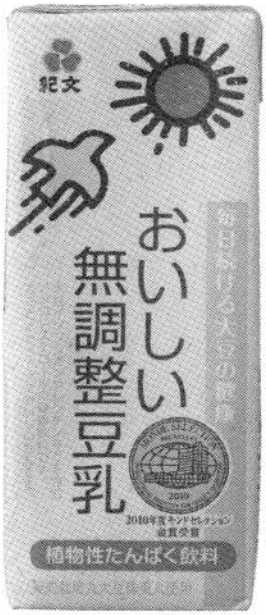

★食品原料 大豆（米国産）（遺伝子組み換えでない）

★添加物 なし

★成分（1本200ml あたり）エネルギー108kcal、たんぱく質9.2g、脂質5.8g、炭水化物4.6g、ナトリウム2.6mg、カリウム426mg、カルシウム31mg、マグネシウム55mg、亜鉛0.8mg、鉄1.2mg、コレステロールなし、レシチン428mg、大豆サポニン108mg、イソフラボン98mg

POMうんしゅうみかんジュース

●えひめ飲料

この価格で、この品質はすばらしい！

試しに飲んでみましたが「とにかくおいしい」の一語につきます。原料はうんしゅうみかん１００％で、しかも濃縮還元されたものではなく、ストレート。つまり、しぼったままの状態でボトリングされており、しかも、無添加です。

ストレートのため、天然のみかんの甘味と酸味が生きていて、軽い苦味があり、香料を使っていないので、自然なほのかな香りがします。コンビニなどで売られていて、１本（３５０ml）なんと１６８円！

これまで、みかん飲料といえば〈ポンジュース〉が代表的な製品でした。しかし、あちらはオレンジ果汁とうんしゅうみかん果汁のブレンドで、香料も添加されています。**この製品は、質的に〈ポンジュース〉を上回っているといえる**でしょう。

ボトルにビタミン類の含有量は表示されていませんが、濃縮還元されたジュースに比べて加工度が低いので、ビタミンCなどのビタミン類が多いことは間違いないと思

果汁・野菜汁飲料

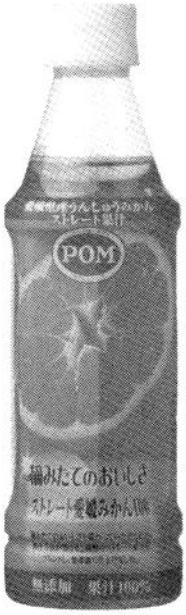

★食品原料 うんしゅうみかん

★添加物 なし

★成分（100ml あたり）エネルギー48kcal、たんぱく質0.4g、脂質0g、炭水化物11.6g、ナトリウム0mg、β-クリプトキサンチン0.9mg（製造時、当社分析値）

います。

ちなみに、β－クリプトキサンチンは、みかんやパパイヤなどのオレンジの色素にふくまれる成分で、カボチャなどにふくまれるβ－カロチンに似た物質です。体内で、必要に応じてビタミンAに変化します。

糖分を心配する人もいるでしょうが、砂糖は使われていません。みかんにふくまれる果糖などの糖分が、1本あたり40・6g前後ふくまれています。1日にとってよい糖分は体重1kgあたり1g程度とされているので、大人はそれほど問題ありません。ただし、子どもではとりすぎになるので、何日かに分けて飲んだほうがよいでしょう。冷蔵庫に入れておけば、2～3日は日持ちすると思います。

1日分の野菜

●伊藤園

これ1本で野菜不足は解決できないが……

「手軽に野菜がとれる」ということで、飲んでいる人も多いと思います。私も栄養を補給したいときに飲んでいます。この製品の特徴は、25種類の野菜の汁が入っていることです。その量は、野菜３５０ｇ分だといいます。

厚生労働省では「健康日本21」の中で、成人が１日にとる野菜の目標値を３５０ｇ以上としています。それと同じ量の野菜を使っているということです。

そのため、さまざまな栄養成分をふくんでいます。たんぱく質、糖質、食物繊維、各種のビタミン類とミネラル類。さらに、加工の際に失われるビタミンCを添加物で補い、また不足しがちなカルシウムも、乳酸カルシウムによって補っています。

しかし、ある種の批判があるのも事実です。「野菜３５０ｇ分使用」ということを強調しすぎるあまり、まるで野菜そのものを３５０ｇ分とれるような錯覚を消費者にあたえてしまうという点です。

果汁・野菜汁飲料

もちろん、**この製品を1本飲んでも、野菜を350g食べたことにはなりませんし、350g分にふくまれる栄養素をそのままとれるわけではありません。**野菜から汁を搾って、加熱して濃縮し、さらに水で薄めているため（これを濃縮還元という）、その過程でビタミンCや食物繊維などが減ってしまうからです。

しかし、1日に必要な栄養素を、ある程度補給できることは間違いありません。しかも、砂糖も食塩も不使用で、香料も添加されていません。栄養素をほとんどふくまず、添加物だらけの飲みものが多い今日、優れた飲みものといっていいでしょう。

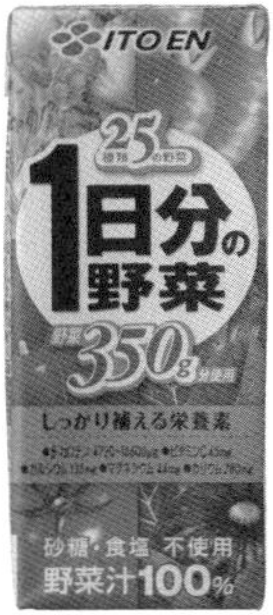

★食品原料 濃縮にんじん、野菜［トマト（濃縮還元）、有色甘藷（濃縮還元）、赤ピーマン（濃縮還元）、インゲン豆、モロヘイヤ（濃縮還元）、メキャベツの葉（濃縮還元）、レタス、ケール（濃縮還元）、ピーマン（濃縮還元）、白菜（濃縮還元）、アスパラガス（濃縮還元）、グリーンピース、セロリ、ブロッコリー（濃縮還元）、かぼちゃ、甘諸藷茎葉（濃縮還元）、あしたば、小松菜、パセリ、クレソン、キャベツ、ラディッシュ、ほうれん草、三つ葉］、レモン（濃縮還元）、にんじん

★添加物 乳酸カルシウム、塩化マグネシウム、ビタミンC（成分は省略します）

野菜一日これ一本

●カゴメ

100%野菜だけのジュース

「〈1日分の野菜〉とどう違うの?」という人もいると思います。味はこちらのほうが、甘みが少なく、濃厚という感じがします。

この製品にも、25種類の野菜の汁が入っており「野菜350g分使用」と大きく表示されています。〈1日分の野菜〉と同様に、厚生労働省が示した1日の野菜の摂取目標値350g分の野菜を使っていることを強調しているのです。

また、「食塩・砂糖無添加」「野菜汁100%」とあり、香料などの添加物も使われていません。

原材料を見ると、トマト、にんじん、赤ピーマン、メキャベツ、ケール、ほうれん草……となっています。入っている量の多い順に表示されるので、この順に多くふくまれていることになります(〈1日分の野菜〉と野菜の構成が違っています)。

これらの25種類の野菜から汁を搾って、加熱して濃縮しているのです。

また、**栄養強化のための添加物を使っていません。このことも〈1日分の野菜〉との違い**です。おそらく自然な状態を保とうということなのでしょう。

「加熱などによってビタミンＣが壊れているのでは？」と思う人もいるでしょう。実際、ビタミンＣの量は少ないようで、表示されていません。

この製品の場合も「野菜３５０ｇ分の栄養素が丸々とれるという誤解をあたえる」という批判がありますが、たんぱく質や糖質、食物繊維などをふくみ、各種のビタミン類やミネラル類をふくんでいるので、体にとってはプラスになる飲みものといえます。

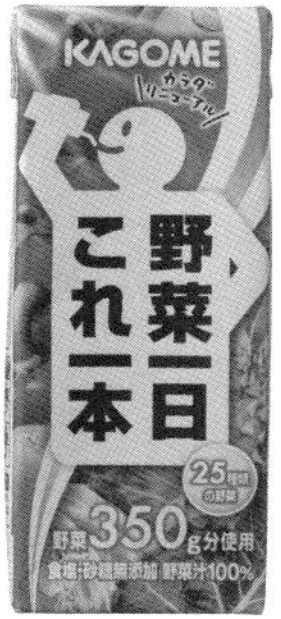

★食品原料 野菜（トマト、にんじん、赤ピーマン、メキャベツ(プチヴェール)、ケール、ほうれん草、しょうが、ブロッコリー、レタス、セロリ、キャベツ、クレソン、パセリ、かぼちゃ、アスパラガス、たまねぎ、モロヘイヤ、ビート、だいこん、小松菜、紫いも、あしたば、はくさい、なす、ごぼう)、レモン果汁

★添加物 なし

★成分 （1本200ml あたり）エネルギー68kcal、たんぱく質2.4g、脂質0g、糖質13.4g、食物繊維2.3g（以下略）

小岩井しっかり摂れる濃い野菜

●キリンビバレッジ

野菜量がライバル製品よりも30g多い

〈1日分の野菜〉や〈野菜一日 これ一本〉に対抗して、キリンビバレッジが発売した製品です。高級感のある小岩井ブランドを前面に立てて、前の2製品との差別化を図っています。パックには「小岩井ブランドのものづくりの精神に基づき、キリンビバレッジ株式会社が開発しお届けしています」との表示。

〈1日分の野菜〉などとの一番の違いも、そのネーミングです。前の2製品は、1本で1日分の野菜がとれるような印象を消費者に抱かせるものでした。そのため「消費者に誤解をあたえる」という批判がありました。

一方、この製品の場合、ネーミングからそうした誤解をまねくことは、まずないでしょう。

それから、**前の2製品が３５０g分の野菜を使用しているのに対して、こちらは「野菜量３８０g分使用」と、30g多い点を強調しています。**

果汁・野菜汁飲料

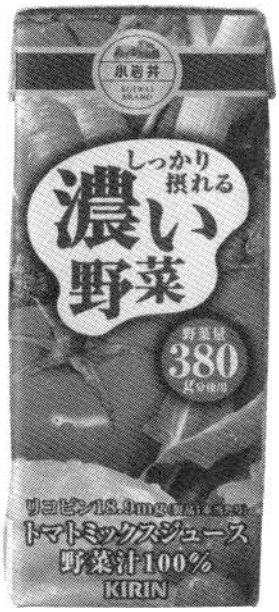

★食品原料 トマトジュース（濃縮トマト還元）、野菜ジュース（にんじん（濃縮還元）、セロリ、パセリ、クレソン、キャベツ、ラディッシュ、ほうれんそう、みつば）、レモン果汁

★添加物 なし

★成分（1本200ml あたり）エネルギー77kcal、たんぱく質2.5g、脂質0～1g、糖質15g、食物繊維1.2～2.4g（以下略）

厚生労働省では、成人が1日にとる野菜の目標値を350g以上としています。「350g」ではなく「350g以上」なのです。

つまり、350gを少し超えたほうが「よりよい」とも受け取れます。そこで、380gにしたのでしょう。これも差別化といえます。

「もっとほかに違いはないの？」という声が聞こえてきそうですが、野菜の種類が少なくなっています（メリットとはいえませんが）。

栄養的には〈野菜一日これ一本〉とそれほど変わらないようです。あとは、飲んでみての好みということになると思います。なお、ビタミンCや乳酸カルシウムを添加していないので、カルシウムの量は少なく、ビタミンCの量は表示されていません。

カゴメ トマトジュース

●カゴメ

定番の強みが光るトマトジュース

トマトジュースの定番といえる商品です。添加物は一切、使っていません。

ボトルには「トマト由来の食物繊維とリコピンをしっかり含みます」とあります。食物繊維とは、人間の消化酵素で分解されない炭水化物のことで、水溶性（水に溶けやすい）と不溶性（水に溶けない）とがあります。

水溶性食物繊維は、ペクチンやアルギン酸などで、コレステロールの排泄《はいせつ》をうながし、糖の吸収速度を遅くして血糖値の急な上昇を抑えます。

不溶性食物繊維は、セルロースやリグニンなどで、便の排泄をうながす働きがあります。ちなみに、トマトには、水溶性と不溶性が3対7の割合でふくまれています。

食物繊維は、第六の栄養素ともいわれ、1日に20～25ｇとるのが望ましいとされています。ただし〈カゴメトマトジュース〉1本にふくまれる食物繊維は2・0ｇなので、これだけでは足りません。

果汁・野菜汁飲料

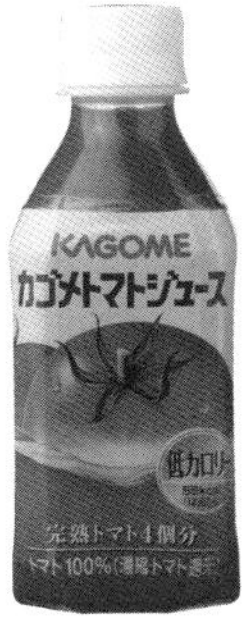

★食品原料 トマト、食塩

★添加物 なし

★成分（1本280gあたり）エネルギー55kcal、たんぱく質2.2g、脂質0g、糖質10.6g、食物繊維2.0g、ナトリウム310mg、カルシウム20mg、カリウム780mg、ショ糖0g、食塩相当量0.8g

リコピンは、トマトにふくまれる赤い色素です。抗酸化作用が強く、遺伝子を傷つけたり、脂質やたんぱく質を変性させる活性酸素を消去する働きがあるので、がんや生活習慣病を予防するともいわれています。ただし、まだ確証は得られていません。

このほか、この製品1本には、カリウムが780mgふくまれていますが、大人のカリウムの必要量は1日に2000mgなので、3分の1以上を補給できます。

食塩が使われているのが気になる人もいるでしょう。食塩の必要量は1日に3g程度とされています。日本人は1日に11～12gとっており、明らかにとりすぎのため、厚生労働省では、10g未満にすべきとしています。これ1本には0・8gの食塩がふくまれているので、飲むときはそのことを頭に入れておいたほうがよいでしょう。

ボルヴィック

●キリンビバレッジ

世界が認めた軟水は日本人との相性も抜群

〈ボルヴィック〉は〈エビアン〉と違って、ミネラルが少ない軟水であり、日本の水に似ています。〈エビアン〉と同様に加熱もろ過もされておらず、ラベルには「無殺（除）菌（天然無発砲性）」と表示されています。この製品も〈エビアン〉と同様に、日本の無殺菌・除菌の条件を満たしているということです。

採水地は、フランス中部・山岳地帯の北部に位置するボルヴィック市です。採水された地下水は、パイプを通って工場へ運ばれ、殺菌されずにそのままボトリングされています。当然ながら〈エビアン〉と同様にＥＵの基準を満たしています。

水源地は、およそ４０００ヘクタールで東京ドーム約８５０個分にもおよび、その付近の産業は管理されていて、水源が汚染されないようになっているといいます。フランス厚生省管轄の公的機関による定期検査、ならびに数百項目におよぶ自主検査が行なわれているそうです。**飲料水としては、世界で初めて国際認証ＩＳＯ９００２**

ミネラルウォーター

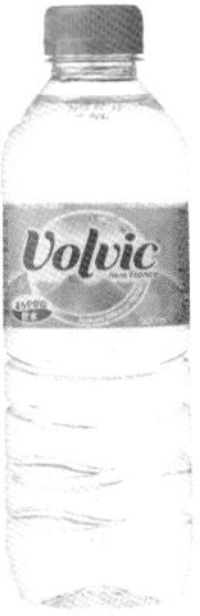

★原材料 水（鉱泉水）

★添加物 なし

★成分（100ml あたり）
エネルギー0kcal、たんぱく質0g、脂質0g、炭水化物0g、ナトリウム1.16mg、カルシウム1.15mg、マグネシウム0.80mg、カリウム0.62mg

（品質マネージメントシステムの国際標準規格）を取得しています。

〈エビアン〉と同じく個人的な感想なのですが、〈ボルヴィック〉を飲んでこれまで「お腹が痛くなった」ということはありません。周囲の人からも、そうした声は聞いたことはありません。軟水なので、日本人に合っているのでしょう。

なお、２００８年に、輸送コンテナのにおいが容器に移ったとして、５００ml入りの製品約57万本を自主回収する騒ぎがありました。２０１０年にも、カビが混入したとの理由で、１ℓ入りの製品約43万２０００本を自主回収しました。製造工場で配管修理の際にミスがあり、誤ってカビが混入してしまったとのことです。今後は、こうした問題が起こらないように、品質管理を徹底してもらいたいと思います。

ヴィッテル

●サントリーフーズ

唯一の欠点は販売されている場所が少ないこと

〈エビアン〉と並ぶフランスの銘水です。同国の東部、ドイツ国境に近いボージュ山脈の麓にある小さな町・ヴィッテルが採水地です。カルシウム、マグネシウム、カリウムなど必要なミネラルを豊富にふくんでいます。銘水といわれる所以《ゆえん》です。

原材料に「鉱水」とありますが、これは、ポンプなどで採水した地下水で、鉱物質（ミネラルなど）がふくまれている水のことです。ボトルには「天然の地下水を厳しい衛生管理のもとでボトリングしていますので殺菌、除菌、ろ過処理は行っていません」と書かれています。〈エビアン〉や〈ボルヴィック〉と同様に、日本の無殺菌・除菌の条件を満たしているということです。

現地の水源の周辺は、人の出入りが一切禁止されているほど、自然保護が徹底されているといいます。〈エビアン〉の項で、ＥＵが定めるナチュラルミネラルウォーターの基準を示しましたが、水源を周辺の汚染から保護し、採水地で直接ボトリングを

ミネラルウォーター

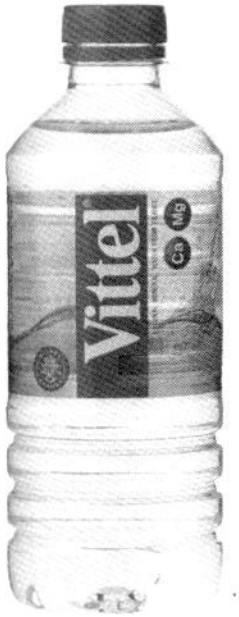

★原材料 水（鉱水）

★添加物 なし

★成分（100ml あたり）エネルギー0kcal、たんぱく質0g、脂質0g、炭水化物0g、ナトリウム0.77mg、カルシウム9.4mg、マグネシウム2.0mg、カリウム0.50mg

行なうなどして、その基準を満たしているのです。

個人的には、日本産もふくめてミネラルウォーターの中では〈ヴィッテル〉が一番気に入っています。まず、飲んだ感じが「清冽《せいれつ》」という印象を受けます。それだけ、不純物がふくまれていないということでしょう。

また、ミネラルがほどよく溶け込んでいて、とてもおいしく感じられます。もちろんこれまでに「お腹が痛くなった」ということはありません。

ただし残念ながら、コンビニや自動販売機などでは、あまり販売されていません。サントリーが販売しているのですが、同社の〈サントリー天然水〉と競合する製品だからでしょうか。もっと誰でも手軽に買えるようにしてほしいと思います。

サントリー天然水 南アルプス

●サントリーフーズ

甘い口当たりの天然水

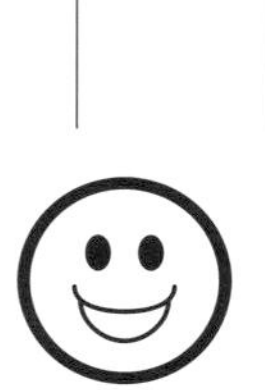

南アルプスらしき風景と可愛らしい少女が登場するテレビＣＭで知名度を高め、「ミネラルウォーターといえばこれ」というイメージを定着させた感があります。

採水地の山梨県北杜《ほくと》市白州町は、同県の北西部・甲斐駒ケ岳のふもとに位置します。前出の〈ヴィッテル〉と同じ「鉱水」です。そのため〈サントリー天然水〉には、マグネシウムやカルシウムなどのミネラルがふくまれています。ただし〈エビアン〉や〈ボルヴィック〉とは違い、「無殺（除）菌」の表示はありません。

日本の場合、ミネラルウォーターは清涼飲料水に分類されていて、「清涼飲料水の規格基準」を満たさなければなりません。具体的には、水道水か、または細菌や有害物質が基準以下の地下水や湧水、伏流水（地下を流れる水）を使うということです。

その水を容器に充填して、密封した後に殺菌するか、あるいは殺菌またはろ過器などによって除菌した後、自動的に容器に充填して密封しなければなりません。

ミネラルウォーター

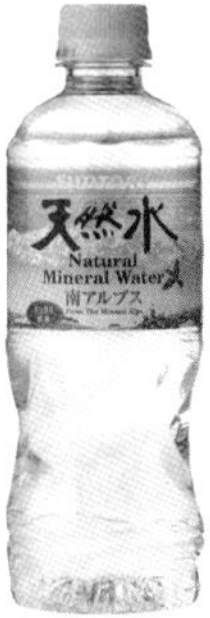

★原材料 水（鉱水）

★添加物 なし

★成分（100ml あたり）
たんぱく質0g、脂質0g、炭水化物0g、ナトリウム0.4〜1.0mg、マグネシウム0.1〜0.3mg、カルシウム0.6〜1.5mg、カリウム0.1〜0.5mg

〈サントリー天然水〉は、ポンプでくみ上げた地下水を加熱殺菌した後、ペットボトルに充塡しています。この点が、殺菌も除菌もしていないフランス産の〈エビアン〉や〈ボルヴィック〉〈ヴィッテル〉との最大の違いです。ちなみに、フランス産の製品は、日本では、いわば例外的に販売が認められているものです。

「殺菌した水と殺菌していない水ではどう違うの？」と疑問に感じる人もいるかもしれません。加熱殺菌した場合、水に溶け込んでいる酸素や炭酸ガスが失われて、味が変わってしまうといわれています。それで〈ボルヴィック〉〈ヴィッテル〉などは、あえて加熱殺菌せずにボトリングしているのです。なお〈サントリー天然水〉は、やや「甘い」感じの味がします。これは、甲斐駒ケ岳周辺の地下水の特徴のようです。

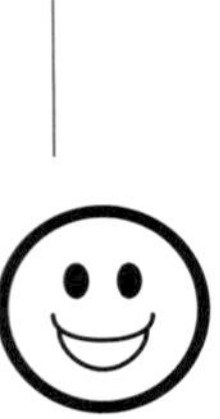

い・ろ・は・す

●コカ・コーラ カスタマーマーケティング

エコを意識したミネラルウォーター

「ロハス（ＬＯＨＡＳ）」という言葉があります。Lifestyles of Health and Sustainabilityの頭文字をとったもので「健康と環境、持続可能な社会生活をこころがける生活スタイル」のことです。１９９０年代にアメリカ・コロラド州で誕生した概念です。この製品は、その言葉をかけてネーミングされています。

その名の通り、エコをかなり意識した製品になっており、ラベルには「このボトルは植物由来の素材を一部（5～30％）使用しています」とあります。

〈爽健美茶〉でも説明しましたが、ペットボトルは主にエチレングリコールとテレフタル酸という化学物質から作られます。通常はどちらも石油を原料にしていますが、この製品のペットボトルは、サトウキビから作られたエチレングリコールを一部原料にしているのです。

さらに「ボトル軽量化により樹脂使用量40％削減」ともあります。〈爽健美茶〉の

ミネラルウォーター

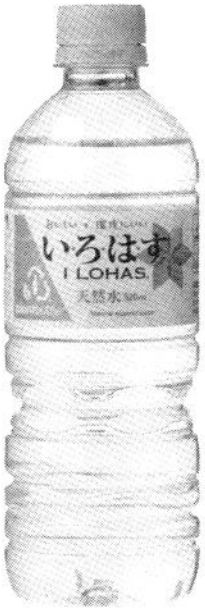

★原材料 水（鉱水）

★添加物 なし

★成分（100ml あたり）エネルギー0kcal、たんぱく質0g、脂質0g、炭水化物0g、ナトリウム0.87mg、カルシウム1.00mg、カリウム0.13mg、マグネシウム0.29mg

ボトルも薄めですが、この製品はさらに薄くして原料を減らす努力をしています。それが省エネにつながり、ひいては二酸化炭素の排出削減にもつながることを意識しているようです。

採水地は富士山麓の静岡県駿東郡小山町です。そこの地下水をポンプでくみ上げ、工場で加熱殺菌をして、ボトリングしています。このほか、山梨県北杜市白州町、北海道札幌市清田区、宮崎県えびの市など、全国に6カ所の採水地があるといいます。ちなみに、山梨県の採水地は〈サントリー天然水〉と同じ町にあります。

カルシウムとマグネシウムの量は〈エビアン〉の10分の1程度で〈サントリー天然水〉とは同程度です。飲み口は、柔らかくてさっぱりしているという感じです。

キリン ラガービール

●麒麟麦酒

ビールよりもつまみに気をつけて

「あの苦い味が好き」という人が多い〈キリン ラガービール〉。逆に「ちょっと苦すぎて」という人も少なくないようです。ラガービールとは、実は一般用語で「貯蔵工程で熟成させたビール」のことです。「ラガー」は英語で「貯蔵」という意味。

日本のビールは、ほとんど低温で長期間熟成させて生産されたラガービールです。〈スーパードライ〉（アサヒビール）や〈サッポロ 黒ラベル〉（サッポロビール）もそうです。なお、生ビールとは加熱殺菌をしていないビールのことで、以上の3製品も生ビールです。〈キリン ラガービール〉には「生／非熱処理」と表示されています。

ビールとは、麦芽（大麦を発芽させたもの）に苦味を出すホップ、さらに米などの副原料を加えて、ビール酵母で発酵させたものです。

ただし日本の場合、さらに米、コーン（とうもろこし粉）、スターチ（とうもろこしデンプン）を加えて発酵させるのが普通で、前の3製品もそうです。コーンもスタ

アルコール飲料

ーチも、遺伝子組み換えでないとうもろこしが使われています。

ビールにふくまれるアルコールは５％前後で、〈キリン ラガービール〉はジャスト５％。アルコールが健康におよぼす影響についてはいろいろ議論がありますが、**適度に飲めば「血液の循環を活発にする」「動脈硬化を予防する」「心筋梗塞や狭心症《きょうしんしょう》を予防する」「精神をリラックスさせる」などの働きがある**ことがわかっています。

「ビールを飲むと太る」といわれますが、この製品は１缶（３５０ml）に糖質を11・２gふくみ、エネルギーが１４７kcalあります。それほど高い数値ではないのですが、カロリーの高いつまみを食べながら、何本も飲むとカロリーのとりすぎになります。それが続けば「ビール腹の一丁あがり」というわけです。

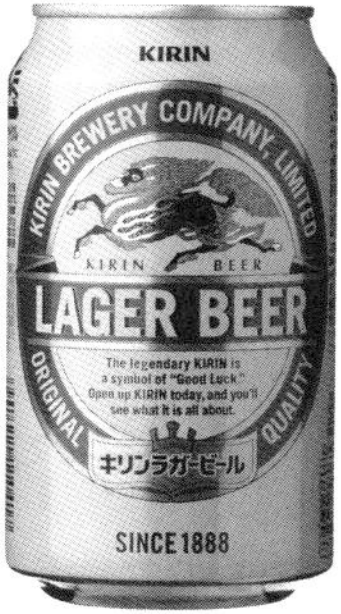

★食品原料 麦芽、ホップ、米、コーン、スターチ

★添加物 なし

★成分（100ml あたり）
エネルギー42kcal、たんぱく質0.3g、脂質0g、糖質3.2g、食物繊維0～0.1g、ナトリウム0mg、プリン体約6.9mg

麒麟淡麗〈生〉

●麒麟麦酒

糖類を使っている分カロリーは高めだけど

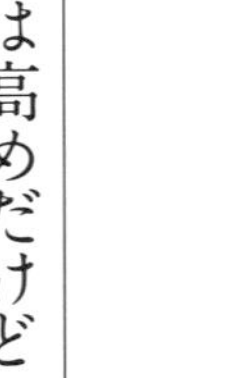

発泡酒の中ではダントツに売れている製品です。

せっかくなので、発泡酒とビールの違いをご説明しましょう。

ビールは麦芽とホップ、さらに米などの副原料を加えて、ビール酵母で発酵させたものです。一方、発泡酒は、麦芽を原料の一部として発酵させたもので、ビールに比べて麦芽の割合が低くなっています。

発泡酒には、麦芽比率が「25〜50％」と「25％未満」の2種類があります。ほとんどは25％未満のもので、この製品もそうです。

というのも、税率が低いからです。３５０mlで麦芽25〜50％の税金が62円に対して、25％未満は47円です。ちなみに、ビールは77円です。

このように発泡酒はビールに比べて税率が低いので、価格も安くなっています。なお、この製品は、大麦や糖類を加えることで、麦芽の割合を減らしています。

アルコール飲料

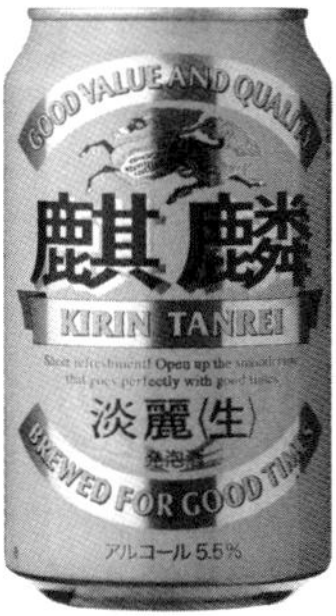

★食品原料 麦芽、ホップ、大麦、米、コーン、スターチ、糖類

★添加物 なし

★成分（100ml あたり）エネルギー45kcal、たんぱく質0.2〜0.3g、脂質0g、糖質3.4g、食物繊維0 〜0.1g、ナトリウム0mg、プリン体約3.4mg

〈生〉とは、前にも書いたように、加熱殺菌を行なっていないことを意味しています。日本の発泡酒やビールは、ほとんどが加熱殺菌をしていないため「生」という表示があります。

「発泡酒は水っぽい」という声をしばしば耳にします。これは、個人の味の感じ方の問題ではありますが、どうしても麦芽が少ない分、ビールのようにコクとキレのある味にはなっていないようです。

なお、この製品の場合、原料に「糖類」を使っているためか、〈キリンラガービール〉に比べて１００mlあたりの糖質が０・２g多く、エネルギーも３kcal多くなっています。いずれにせよ、飲みすぎにはくれぐれも注意してください。

クリア アサヒ

●アサヒビール

安くて安全性も高い第三のビールの代表格

いわゆる第三のビールの代表格です。

「そもそも第三のビールって何なの？」と思っている人も多いでしょう。

第三のビールとは、ズバリ「ビール風味の発砲アルコール飲料」のことです。酒税法では「その他の発泡性酒類」に当たります。発泡性酒類は、まずビールがあり、次に発泡酒、そして第三のビール（その他の発泡性酒類）があります。

第三のビールの特徴は、なんといっても税率が低いことです。３５０mlあたりビールが77円、発泡酒が47円なのに対し、第三のビールはなんと28円です。そのため、１缶（３５０ml）が１４０円前後という低価格なのです。

第三のビールは大きく分けると2種類あって、一つはホップと糖類、大豆たんぱくなどを原料として発酵させたもので、「その他の醸造酒（発泡性）①」と表示されています。麒麟麦酒の〈のどごし《生》〉がそうです。

アルコール飲料

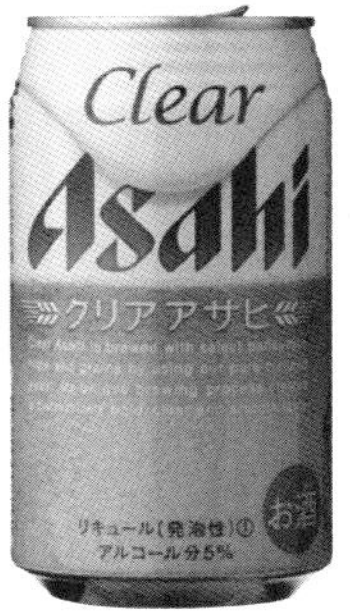

★食品原料 発泡酒（麦芽、ホップ、大麦、コーン、スターチ)、スピリッツ（大麦）

★添加物 なし

★成分（100ml あたり）
エネルギー45kcal、たんぱく質0.1～0.5g、脂質0g、糖質3.2g、食物繊維0～0.1g、ナトリウム0～8mg、プリン体約4.8mg

もう一つは発泡酒にスピリッツ（小麦または大麦から作ったアルコールを蒸留したもの）を加えたもので「リキュール（発泡性）①」との表示。〈クリアアサヒ〉は後者で、サントリーの〈金麦〉やサッポロビールの〈麦とホップ〉もこちらです。

「安全性はどうなの？」という人もいると思いますが、発泡酒にスピリッツを混ぜているわけですから、問題はないでしょう。どちらも普段から飲まれているものだからです。

また〈のどごし《生》〉も、ホップなどの食品原料を発酵させたものなので、問題はないでしょう。

おいしい酸化防止剤無添加赤ワイン

●メルシャン

リーズナブルで味もいい！

今、コンビニやスーパーなどで、低価格の無添加ワインが売られています。この製品もその一つです。もちろん白ワインもあります。

ワインはパスタに合いますし、肉料理や魚料理にも合います。また、赤ワインにはポリフェノールが多くふくまれていて、心筋梗塞や狭心症を予防するといわれています。その意味では、優れたアルコール飲料といえるでしょう。

残念なのは、ほとんどのワインに酸化防止剤の亜硫酸塩が添加されていることです。そのため製品によっては、薬っぽいにおいや味がしますし、中には「ワインを飲むと頭が痛くなる」あるいは「お腹をこわす」という人もいます。亜硫酸塩は毒性が強いので、化学物質に敏感な人の場合、こうした症状があらわれるようです。

そこでお勧めしたいのが、亜硫酸塩を添加していないワイン、すなわち無添加ワインです。欧米では、ワイン作りには亜硫酸塩を添加するのが常識になっていますが、

日本では発酵の際に温度を調整することなどによって、亜硫酸塩を添加しないワインが作られているのです。

「無添加ワインは高いのでは？」と思っている人もいるようですが、そんなことはありません。この製品は、１瓶（７２０ml）が５４６円とリーズナブルです。サントリーの〈酸化防止剤無添加のおいしいワイン。〉は、１瓶（７２０ml）がなんと３９８円です。輸入ぶどう果汁を使うことで、低コストにしているようです。

「味がまずいんじゃないの？」といぶかる人もいると思いますが、どちらも試飲してみたところ、それほど味は悪くありません。むろん有名な高級ワインには勝てないでしょうが、料理を食べながら飲むワインとしてなら、充分だと思います。

アルコール飲料

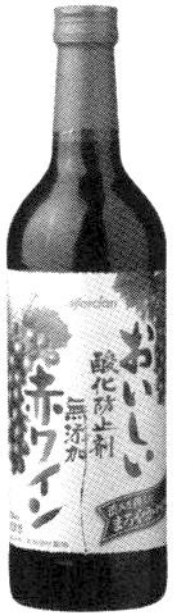

★食品原料 輸入ぶどう果汁

★添加物 なし

★成分 アルコール分10.5%
＊成分表示はありません（ワインは成分が表示されないことが多い）

浦霞 特別純米酒

●佐浦

日本酒本来の味を楽しめる「本物」

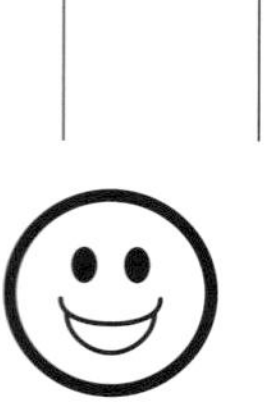

「日本酒はおいしくない」「日本酒を飲むと悪酔いする」——こんな言葉をしばしば耳にしますが、おそらく質の悪い日本酒を飲んでいるからです。

居酒屋には、たいていテレビで宣伝している大手酒造メーカーの日本酒が置かれています。しかし、それらはほとんどが「日本酒もどき」です。そのため、まずかったり、悪酔いしたりします。市販の日本酒は、本醸造、純米、吟醸などがありますが、多くは本醸造です。**実は「本醸造」とは、伝統的な日本酒ではないのです。**

本来、日本酒は、米と米こうじから造られるものです。つまり、米にふくまれる炭水化物をこうじ菌によって糖分に変え、それを酵母で発酵させてアルコールにするのです。これが本当の日本酒です。これを純米酒といいます。

ところが、純米酒の製造には、時間やコストがかかるため、これに醸造アルコールを加えて「水増し」します。これが「本醸造」の正体です。

アルコール飲料

醸造アルコールは、とうもろこしや芋の澱粉、廃糖蜜などを原料として、発酵法によって大量に作ることができます。そのため値段が安いのです。

醸造アルコールを加えた日本酒は、ツーンと鼻にくるアルコール臭がして、味も純米酒独特のまろやかさが失われるため、飲みにくいのです。しかし、こうした日本酒が大半なため、「日本酒はまずい」ということになってしまうのです。

これに対して純米酒は、本来のほのかな香りとまろやかな味がします。製造元は、地方の小さな酒蔵がほとんどです。数多くの銘柄が出ていますが、コンビニなどで手軽に買える製品として〈浦霞《うらがすみ》 特別純米酒〉を取り上げました。1瓶（275ml）で489円とやや高めですが、日本酒本来のおいしさを味わえると思います。

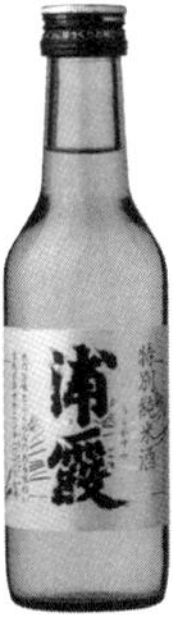

★食品原料 米、米こうじ

★添加物 なし

★成分 アルコール分15度以上16度未満
＊そのほかの成分は表示されていない（日本酒は一般に成分は表示されていない）

トクホには頼らないほうがいい

今、いろいろなトクホ（特定保健用食品）が売られています。本書でも〈ファイブミニ〉や〈黒烏龍茶〉など、いくつか取り上げています。トクホとは、健康維持のために特定の機能（働き）をもつ成分をふくむ食品のことです。「お腹の調子を整える」「脂肪の吸収をおさえる」「コレステロールを下げる」「血糖値が上がるのを防ぐ」「虫歯を防ぐ」などに分類されます。

トクホは許可制で、許可を受けたい企業は、効果や安全性を示すデータをそろえて消費者庁に提出し、それに基づいて審査が行なわれます。そして、安全性と効果が確認されれば、トクホとして許可され、一定の効果を製品に表示することができます。

特に注目されているのは、メタボ対策トクホです。〈黒烏龍茶〉〈胡麻麦茶〉〈ヘルシア緑茶〉〈アミールS〉などです。健康診断で、肥満や高コレステロール、高血圧、高血糖などと診断され、医者から「あなたはメタボです」といわれたり、あるいはその予備軍とされる人がとても多いからです。

会社や自治体の健診などで、高コレステロールと診断され、医者から「コレステロールを下げる薬を飲むように」と、指示されたという人もいるでし

column 3

ょう。あるいは、高血圧や高血糖と診断され、やはり薬を勧められたという人も。

しかし「薬は飲みたくない」という人も多いでしょう。その気持ちはよくわかります。薬に頼ると、依存症になってずっと飲み続けなければならなかったり、副作用が出ることもあるからです。当然、お金もかかります。

そこで「コレステロールを下げる」「血圧を下げる」「糖の吸収を抑える」というトクホを飲んでみようかとなるのですが、私はトクホには頼るべきではないと考えています。トクホは薬と違い、それほど大きな効果はありません。そのため「トクホを飲んでいるから」と思って油断すると、かえって高コレステロールや高血圧、高血糖をひどくしてしまう可能性があります。

またトクホは、一つの症状に効果があるという対症療法的なものがほとんどです。ところが、人間の体というのは有機的につながっていますから、一つのことだけに対処すればよいというわけではありません。

総合的に考えて、食事を工夫したり、運動をするなどして、少しずつ症状を改善していったほうが、結果的に健康な体を作れると思います。

第4章

安全な飲みものの知識を知っておこう

1 飲みものに使われている水を知ろう

▼どんな水が使われているのか？

どんな飲みものにしろ、一番多くふくまれているのは、いうまでもなく「水」です。ほとんどが水という製品も少なくありません。したがって「どんな水が使われているのか？」「その安全性は？」ということが、まず気になるところです。

飲みものに使われている水は、二つに大別されます。一つは、水道水です。地方自治体の浄水場から供給される普通の水道水で、一般家庭で飲まれている水と同じです。もう一つは、地下水です。すなわち、工場がある敷地の地下水をくみ上げたものです。場合によっては、伏流水といって地下を流れる水を使うこともあります。

お茶飲料やコーヒー、コーラ、ジュースなどは、すべて「清涼飲料水」に分類されています。清涼飲料水の製造に関しては、旧・厚生省が定めた「清涼飲料水の規格基準」があります。その中で使用する水について基準が定められており、各メーカーはそれに適合した水を使っているのです。

国の基準によると、水道水か、地下水で細菌や有害な化学物質に汚染されていない水でなければなりません。つまり、通常の水として飲用できるものということです。

▼水道水と地下水の違い

水道水は、一般家庭で飲まれている水ですから、当然ながら厳しい基準が定められています。一般細菌や大腸菌、カドミウムとその化合物、水銀とその化合物など50項目の水質基準があって、それらの基準に合ったものでなくてはなりません。

さらに、水質を管理する上で留意する項目として、ニッケルとその化合物、亜硝酸態窒素など27項目の目標値が定められています。こうして、細菌や有害化学物質が混じらないように管理されているのです。

なお、塩素殺菌によって、水道水中の雑菌が増えないようにしています。

一方、地下水については、やはり一般細菌や大腸菌、カドミウム、水銀、六価クロムなど26項目の基準があり、それらの基準に合ったものでなくてはなりません。

メーカーでは、定期的に地下水を検査して、これらの基準に合っていることを確認して、清涼飲料水の製造に使っているのです。

▼日本コカ・コーラがうたう「純水」って何？

水道水を使うか、地下水を使うかは、メーカーによって違います。

日本コカ・コーラは「水道水を、イオン交換処理またはろ過によって、ミネラルや残留塩素、その他の有害物質などを除去して、純水にして使っている」といいます。

水道水には、カルシウムやマグネシウムなどのミネラル、消毒に使った塩素、塩素が有機物と反応してできたトリハロメタン（肝障害や腎障害を引き起こすことが知られている化学汚染物質）などが、微量ながら混じっています。

それを、イオン交換処理やろ過によって取り除き、真水に近い状態にして使っているということです。

なお、同社の〈ファンタ〉や〈Qoo《クー》〉には、「純水使用」「使っている水は、とってもきれいな純水」と表示されています。しかし、それは水道水をイオン交換処理などによって、ミネラルや不純物などを取り除いた水のことです。

「純水」という言葉には、一般に「天然水から作られた純粋な水」というイメージがあると思います。いかに不純物を取り除いているとはいえ、水道水から作ったものを「純水」とうたうのは、消費者を混乱させやしないか、疑問が残ります。

▼あえてミネラルを残した水を使うアサヒ飲料

アサヒ飲料では「工場によって、水道水を使ったり、地下水を使ったりしている。微細な膜で念入りにろ過をして、一定範囲内のミネラルをふくむように調整している。水道水にふくまれる残留塩素やトリハロメタンは、ろ過を重ねることで検出されないようにしている」といいます。**アサヒ飲料では「純水」にするのではなく、あえてミネラルを残すようにしている**ということです。

また、千葉県船橋市にあるサッポロビール工場を見学した際には、活性炭とイオン交換処理によって水道水から不純物を取り除き、真水に近いものにして、ビール製造などに使っているという説明を受けました。ビール製造に水道水を使っていると聞いて多少ショックを受けたのですが、この工場がある地域は海を埋め立てたところなので、地下水を利用するのは困難なこともあり、水道水を使っているようです。

▼地下水を使っているメーカーも多い

一方、地下水を使っているメーカーも少なくありません。伊藤園によると「各工場の地下水をくみ上げて、それをイオン交換処理でミネラル分などを取り除き、一般的にいう真水、すなわち純水という状態にして使っている」といいます。

キリンビバレッジも「各製造工場の地下水をふくめた水を、不純物を取り除く処理をして純水にして使っている」といい、ジェイティ飲料も「コーヒー飲料などに使っている水は、地下水をくみ上げて、イオン交換処理や活性炭処理して、純水にして使っている」とのことでした。

つまり、**水道水を使うにしても、地下水を使うにしても、そのまま使うわけではなく、大半のメーカーが、ろ過や活性炭、イオン交換処理によって、ミネラルや塩素などを除去して、真水に近い状態にして使っている**ということです（どうやら食品業界では、このような水を「純水」と呼ぶのが常識になっているようです）。

水道水がいいのか、地下水がいいのか——それは人によって感じ方が違うと思います。しかし、水道水の場合、必ず塩素消毒が行なわれていますので、塩素が残留しており、トリハロメタンも微量ながら混じっています。したがって、純粋でおいしい水といったら、やはり地下水のほうといえるでしょう。

ただし近年、地下水もトリクロロエチレンなどの有害化学物質で汚染されているケースが少なくありません。そうした汚染がないことを、きちんと確認した水でなければなりません。

2 食品添加物はできるだけ避けよう

▼添加物は食品ではない

飲みもので、水の次に気になるのは、やはり食品添加物でしょう。飲みものには、数多くの添加物が使われています。主なものは、甘味料、香料、酸味料、保存料、酸化防止剤、着色料、乳化剤などです。

特によく使われているのは、甘味料と香料で、最近では、ノンカロリーのアセスルファムKやスクラロースなどの合成甘味料が、炭酸飲料やジュース、コーヒー、紅茶飲料などに使われています。

本来、食べものや飲みものは、食品原料のみから作られるべきです。家庭で料理を作るとき、野菜や肉、魚、塩、砂糖などを材料にして作るのが普通で、添加物は使わないと思います。食品とは、こうあるべきなのです。

ところが、市販されている多くの食品には、添加物が使われています。添加物を使ったほうが、製造コストが低く抑えられ、また製造や保存、流通などが容易になり、

図1

品名：50%混合果汁入り飲料
原材料名：果実(オレンジ、マンダリンオレンジ)、糖類(果糖ぶどう糖液糖、砂糖)、酸味料、香料、ビタミンC
内容量：470ml 賞味期限：キャップに記載
保存方法：直射日光をさけて保管ください。
販売者：サントリーフーズ(株)
東京都港区台場 2-3-3

食品原料は使用量の多い順に書かれる。〈なっちゃん〉では酸味料以降が添加物となる。

メーカーにとってメリットが大きいからです。

しかし、**添加物は食品ではありません。**食品衛生法では、添加物を「食品の製造過程において又は食品の加工若しくは保存の目的で、食品に添加、混和、浸潤《しんじゅん》その他の方法によつて使用する物」（第4条）と定義しています。明らかに食品とは別物という扱いなのです。

したがって、添加物が多く使われるほど、それは本来の食品から遠ざかることを意味しており、食品としての「質」も低下するということなのです。

▼食品原料との見分け方

読者の中には「どれが食品で、どれが添加物なのかわからない」という方もいるかと思います。

そこで、食品原料と添加物の見分け方をお教えしましょう。

製品には、必ず「原材料名」が表示されています。これは、ＪＡＳ法によって表示が義務付けられています。そして、原材料は、まず食品原料を書き、次に添加物を書くことになっています。

図1は、サントリーフーズの〈なっちゃん〉の原材料をふくむ表示です。最初のほうに書かれているのが食品原料で、それらは使用量の多い順に書くことになっています。

図2

●品名：清涼飲料水●原材料名：乳酸菌飲料、還元麦芽糖水飴、安定剤（大豆多糖類、ペクチン）、香料、酸味料、セルロース、甘味料（アスパルテーム・L-フェニルアラニン化合物、アセスルファムK）●内容量：200ml●賞味期限：キャップに記載●保存方法：直射日光や高温をさけて保存してください。●製造者：カルピス株式会社 東京都渋谷区恵比寿南2-4-1

〈アミールS〉は安定剤からすべて添加物。ふだん見慣れている食品名や糖類の後に「○○料」「○○剤」と書かれたもの以降は添加物である可能性が高い。


この場合、「果実（オレンジ、マンダリンオレンジ）」が一番多く使われているので、それが最初に書かれています。二番目に「糖類（果糖ぶどう糖液糖、砂糖）」とありますが、次に多く使われているということです。

次は「酸味料」で、ここからが添加物となります。添加物も多い順に書くことになっていて、酸味料が一番多く使われているので、最初に書かれています。それ以降も多い順に「香料」「ビタミンC」と書かれているのです。

食品原料と添加物を分けて書けば、どれが食品原料で、どれが添加物か、非常にわかりやすいで

図3

●品名 炭酸飲料●原材料名 カラメル色素、酸味料、甘味料（アスパルテーム・L-フェニルアラニン化合物、アセスルファムK、スクラロース）、香料、カフェイン●内容量 500ml ●賞味期限 容器上部に記載●保存方法 高温・直射日光をさけてください●販売者 コカ・コーラ カスタマーマーケティング（株） 東京都港区六本木6-2-31 国産

〈コカ・コーラ ゼロ〉にいたってはオール添加物。こうした商品も珍しくない。

しょう。しかし、そうすると一目で「添加物が多い」ということがわかってしまい、消費者に嫌われるので、このように一緒に書いているのです。

図2は、カルピスの〈アミールS〉の原材料をふくむ表示です。「乳酸菌飲料」と「還元麦芽糖水飴」が食品原料で、「安定剤（大豆多糖類、ペクチン）」から「甘味料（アスパルテーム・L－フェニルアラニン化合物、アセスルファムK）」までが、すべて添加物です。これも多い順に書かれています。

つまり、ふだん見なれている果物の名前や糖類などの後に「○○料」あるいは「○○剤」とあったら、そこからが添加物と判断して間違いないと思います。

中には最初から添加物、すなわちすべて添加物という製品もあります。

上の図3は、コカ・コーラ カスタマーマーケティングの〈コカ・コーラ ゼロ〉の原材料表示ですが、「カラメル色素」から「カフェイン」まで、すべて添加物です。つまり、水にいくつもの添加物を混ぜて作ったという製品なのです。

▼なぜ物質名と用途名が併記されているのか？

では、添加物の表示に関して、基本的なことをお話ししておきましょう。添加物はすべて、原則として物質名を表示することになっています。

物質名とは、添加物の具体的な名称です。図2の中の「アスパルテーム・L−フェニルアラニン化合物」や「アセスルファムK」「大豆多糖類」「ペクチン」さらに「セルロース」が物質名です。こうした表示によって、具体的にどんな添加物が使われているのかがわかるわけです。

一方「安定剤」や「甘味料」「香料」「酸味料」というのは、用途名です。つまり、どんな用途に使われているのかを示すものです。

安定剤は、飲料などの成分の状態を安定させるもので、この場合、乳化（水と油などを混じりやすくすること）を安定させるために使われていると考えられます。

つまり**「安定剤（大豆多糖類、ペクチン）」の表示は、安定剤として大豆多糖類とペクチンを使っているという意味**です。「甘味料」についても、同じ意味合いです。

このように、用途名と物質名を両方書くことを、用途名併記といいます。用途名併記が義務付けられている添加物は、次の用途に使われるものです。

- **甘味料…甘味をつける**
- **着色料…着色する**
- **酸化防止剤…酸化を防止する**
- **保存料…保存性を高める**
- **防カビ剤…カビの発生や腐敗を防ぐ**
- **漂白剤…漂白する**
- **発色剤…黒ずみを防いで、色を鮮やかに保つ**
- **糊料（増粘剤、ゲル化剤、安定剤）および増粘安定剤…トロミや粘性をもたせたり、ゼリー状に固める**

なお、着色料の場合、添加物名に「色」の文字がある場合、用途名を併記しなくてよいことになっています。図3の「カラメル色素」は「色素」の文字があるので、用途名は併記されていません。着色料と書かなくても、使用目的がわかるからです。

それから、これが重要なことなのですが、**用途名併記の添加物は、毒性の強いものが多い**のです。そのため、厚生労働省では、消費者がどんな添加物なのか自分で判断できるように、物質名と用途名の併記を義務付けているのです。

ただし、すべて毒性が強いというわけではありません。中には、酸化防止剤の「ビタミンE」や「ビタミンC」あるいは、着色料の「β‐カロチン」などのように、毒性がほとんどないものもあります。

▼それでも使われている添加物はわからない！

前に書いたように、添加物は原則として物質名が表示されることになっています。しかも、甘味料や着色料、酸化防止剤などは用途名も併記されます。

ということは、消費者が表示を見れば、どんな添加物が使われているのか、すべて具体的にわかるはずなのです。しかし、実際は違います。**実は「一括名表示」という大きな抜け穴があって、大半の添加物は物質名が表示されていない**のです。

一括名とは、用途名とほぼ同じです。もう一度、図1を見てください。「酸味料」や「香料」とありますが、これが一括名です。酸味料とは、酸味をつける目的で添加されるものという意味ですから、実質的には用途名です。

しかし、その後に物質名が書かれていません。実際には、クエン酸や乳酸などが使われていることが多いのですが、その名称は表示されず、「酸味料」とあるだけです。これが、一括名表示です。「香料」も同じく一括名です。

この場合、消費者にはどんな添加物が使われているのか、具体的には何もわかりません。酸味料は、クエン酸や乳酸のほかに、酢酸や酒石酸《しゅせきさん》、コハク酸など全部で26品目もあります。しかし、どれを使っても、また、いくつ使っても「酸味料」とだけ表示すればいいのです。

使っている添加物を一つ一つ全部表示させると、表示し切れないケースも出てくるので、こうした一括名表示が認められています。実は、一括名表示が認められている添加物は、とても多いのです。それは、次のようなものです。

- **酸味料…酸味をつける**
- **香料…香りをつける**
- **乳化剤…水と油などを混じりやすくする**
- **調味料…味付けをする**
- **膨張剤…食品を膨らます**

・pH調整剤…酸性度やアルカリ度を調節し、保存性を高める
・イーストフード…パンをふっくらさせる
・豆腐用凝固剤…豆乳を固める
・かんすい…ラーメンの風味や色合いを出す
・ガムベース…ガムの基材となる
・チューインガム軟化剤…ガムを軟らかくする
・苦味料…苦味をつける
・光沢剤…つやを出す
・酵素…タンパク質からできた酵素で、さまざまな働きがある

それぞれの一括名に当てはまる添加物は、だいたい数十品目あり、香料は130品目程度あります（ただし、天然香料は除く）。

したがって、添加物の多くは、いずれかの一括名に当てはまることになり、結局のところ、多くは物質名が表示されないことになってしまうのです。

一括名表示が認められている添加物は、多くがそれほど毒性の強いものではありません。そのため、厚生労働省も、物質名ではなく一括名を認めているという面がなくはありません。

しかし、**最近になって使用が認められた乳化剤のポリソルベートの中には、発がん性が疑われるものがあります。**また、香料の中にも毒性の強いものがあります。

▼表示が免除される例外的な添加物

このほか、表示免除が認められている添加物があります。つまり、添加物を使っていても、表示しなくてよいのです。それは、次の3種類です。

まず、栄養強化剤（強化剤）。これは、食品の栄養を高めるためのもので、ビタミン類、アミノ酸類、ミネラル類があります。体にとってプラスになり、安全性も高いと考えられているので、表示が免除されているのです。

栄養強化剤は、ほかの添加物とは意味合いが違います。

通常の添加物は、甘味料や香料、保存料など、メーカーにとって都合のよいもので、プラスになるものです。反面、安全性の面で問題のあるものが少なくありません。

ところが、栄養強化剤は、消費者の体にとって栄養になるものであり、消費者にもメリットになるものです。

栄養強化剤は、表示が免除されていますが、メーカーの判断で表示してもかまいません。たとえば森永製菓の〈ウイダー　in　ゼリー〉の場合、ナイアシンやビタミンE、ビタミンB_1、ビタミンB_2など各種のビタミンが添加されていて、それらが表示されています。

また、お茶飲料には、ビタミンCが添加されていて、それも表示されています。ただし、これは、酸化防止の目的も兼ねているもので、純粋に栄養強化剤とはいえない面があります。

次に、加工助剤。これは、食品を製造する際に使われる添加物で、最終的には製品に残らないもの、あるいは残っても微量で食品の成分には影響をあたえないものです。たとえば、塩酸や硫酸がこれにあたります。

これらは、タンパク質を分解するなどの目的で使われていますが、水酸化Na（これも添加物の一つ）などによって中和して、食品に残らないようにしています。この場合、加工助剤とみなされ、表示が免除されます。

もう一つはキャリーオーバーで、原材料にふくまれる添加物のことです。たとえば、せんべいの原材料は、米としょう油ですが、しょう油の中に保存料がふくまれることがあります。この際、保存料がキャリーオーバーとなります。そのため、表示免除となり、「米、しょう油」という表示になります。

▼プラスチックを飲めますか？

食品添加物は、石油製品などを原料に化学合成された「合成添加物」と、自然界の植物、海藻、昆虫、細菌、鉱物などから特定の成分を抽出した「天然添加物」とがあります。２０１１年１月現在で、合成が４１１品目、天然が４１８品目も認可（指定）されています。

このほかに、一般飲食物添加物と天然香料があります。

一般飲食物添加物は、ふだん食べられている食品をそのままか、あるいは色素など特定の成分を抽出し、添加物として利用するものです。約70品目がリストアップされています。もともと、ふだん食べている食品なので、安全性に問題はありません。

天然香料は、自然界の植物やきのこ、魚などから香味成分を抽出したもので、約６００品目あります。食されている植物から抽出したものが多いのですが、聞いたこともないような植物も少なくありません。どれだけ安全性が保証されているのか、わからない面があります。

なお、合成添加物と天然添加物は、厚生労働省が認可したもの以外は、使うことができません。しかし、**一般飲食物添加物と天然香料は、リストアップされた以外のも**

のでも使うことができます。この点が大きな違いです。

したがって、本当の意味での添加物は、合成添加物と天然添加物ということになります。

これらの中で問題なのは、合成添加物で、それは次の2種類に大別することができます。

1．自然界にまったく存在しない、人工的な化学合成物質。

2．自然界に存在する物質をまねて、化学合成したもの。

とりわけ危険性が高いのは「自然界に存在しない化学合成物質」で、自然界に存在しないがゆえに、人間の体はそれらをうまく処理する能力を持っていません。つまり、分解して処理することができないのです。

そのため「異物」となって、臓器や組織に蓄積《ちくせき》され、細胞や遺伝子に作用し、その機能を低下させたり、がん化させることがあるのです。また、ホルモン系、免疫系、神経系などを攪乱《かくらん》することもあると考えられます。

一例をあげると、防カビ剤のＯＰＰ（発がん性がある）やＴＢＺ（催奇形性があるる）、合成着色料の赤色2号（発がん性の疑いが強く、アメリカでは使用禁止）、酸化防止剤のＢＨＡ（発がん性がある）、保存料の安息香酸Na（急性毒性が強い）などです。こうした化学合成物質は、本来ならいずれも食品に混ぜるべきではありません。

これらの化学合成物質は、自然界や体内で分解されないという点では、プラスチックと同様です。したがって、これらの添加物を食品に混ぜるということは、ある意味でプラスチックを混ぜるのと同じようなことです。

▼微妙な影響は動物ではわからない

それから、これはどちらの合成添加物にもいえることなのですが、その安全性は人間で確認されたものではありません。すべてネズミなどを使った動物実験で調べられたものです。ですから「人間に対して安全である」ということはできません。「おそらく害はないだろう」あるいは「害は少ないだろう」という推定のもとで、使用が認められているにすぎないのです。

しかし、**動物で毒性が現われないからといって、必ずしも人間にも現われないとは限りません。**人間のほうが、動物よりも敏感な面が少なくないからです。特に微妙な影響は、動物ではわかりません。

たとえば、胃部不快感。つまり、胃粘膜が刺激されたり、張ったような感じになったり、重苦しくなったり、ピリピリ痛んだり、気持ちが悪くなったりという症状です。それから嘔吐《おうと》や下痢も動物ではわかりにくい症状です。また、歯茎が刺激されたり、舌が痺れたりなども、動物ではわかりません。

おそらくすべての人が、多かれ少なかれ添加物の影響を受けていると考えられます。それを添加物の影響と感じるか、感じないかの違いだと思います。

いずれにせよ、このまま添加物の影響を受け続けていると、長い間にそれが蓄積されて重い症状につながることも考えられます。したがって、できるだけ添加物の少ない食べものや飲みものをとるようにしたほうがよいのです。

▼天然添加物も油断はできない

「天然添加物はどうなの?」という人もいると思います。最近は、天然の着色料や増粘多糖類がよく食品に使われています。飲みものにも、それらが使われることが少なくありません。

天然添加物は、自然界にある植物や海藻、昆虫、細菌などから抽出された特定の成分です。人工的な化学合成物質とは違い、体内ではある程度処理されるものが多く、それほど毒性の強いものは見当たりません。

ただし、発がん性が認められたという理由で使用禁止になった「アカネ色素」の例があるので、油断できないことは間違いありません。

また、合成添加物には使用基準があって、添加物によっては添加できる量が制限されています。

ところが、**天然添加物には使用基準がないため、極端に言えばいくらでも添加することができます。**そのため、着色料など添加する量が多くなる傾向があります。

それから、植物や昆虫などから色素などの特定成分を抽出する場合、水やお湯、エチルアルコールを使えば問題ないのですが、ヘキサンやアセトンといった化学溶剤を使うケースが少なくありません。

ヘキサンやアセトンには毒性がありますので、それらを除去することになっていますが、残留していた場合は問題になります。

したがって、天然添加物だから安全、ということはできません。ただし、全般的に合成添加物に比べれば安全性が高いことは間違いありません。

なお、一つ一つ添加物の毒性などについて詳しく知りたい方は、拙著『食べてはいけない添加物　食べてもいい添加物』（だいわ文庫）を参照してください。

3 残留農薬や遺伝子組み換え作物の心配は？

▼厳しくなった残留農薬の取り締まり

添加物の次に気になるのは、おそらく「農薬が残留していないのか？」という点だと思います。

普通、野菜や果物を栽培する際には、各種の農薬が使われます。特に糖分の多い果物は、虫に食われやすいので、たくさんの農薬が使われています。

それらの農薬は、収穫までの間に分解されたり、また雨や風などで除去されることが多いと考えられます。

しかし、一部は収穫された野菜や果実に残留する可能性もあるでしょう。それらが洗浄によって除去されずに、果汁飲料や野菜汁飲料の中に残ることもあると考えられます。

現在、野菜や果物に対する残留農薬の規制は、かなり厳しくなっています。以前は一部の農薬に対してしか、残留基準が設定されておらず、それ以外の農薬は野放し状態でした。

しかし、今はすべての農薬（有効成分として５００品目程度）に対して残留基準が設定されています。もし、その基準をオーバーしていれば、市販することはできなくなります。中国から輸入された野菜が、残留基準を超えたとして、たびたびニュースになっていますが、規制が厳しくなったためでもあります。

東京都では、市販されている野菜、果物、米、乳、加工食品などについて、毎年残留農薬の検査を行なっています。２００７年度の調査では、国内で生産された３５２品目を検査したところ、47品目（13・４％）から農薬が検出されました。ただし、残留基準を超えたものはありませんでした。

検査された食品のうち加工食品は、清涼飲料水６品目、粉末清涼飲料３品目、果実加工品１品目、野菜加工品１品目など42品目です。そのうち、原料原産地がアメリカのナッツ類加工品１品目から、ボスカリドという農薬が検出されました。

ただし、残留基準は超えていませんでした。結局、**清涼飲料水や果実加工品、野菜加工品などからは検出されなかった**ということです。

加工食品の場合、原料となる農作物に農薬が残留していたとしても、原材料を洗ったり、加熱したりする課程で農薬が減少すると考えられます。したがって、市販の加工食品に農薬が残留するケースは少ないようです。

果汁飲料や野菜汁飲料の原料となる果実や野菜は、当然ながら残留基準を満たすものでなくてはなりません。これが守られていれば、**最終製品の果汁飲料や野菜汁飲料に農薬が残留基準を超えて残留することはない**と考えられています。

なぜなら、基準値以下のレベルで農薬が残っていたとしても、製造の際に行なわれる洗浄や過熱、濃縮、還元という過程で、農薬は除去されたり、分解されたりして、さらに数値が下がるからです。

▼果実飲料と牛乳からは検出されず

東京都の2005年の検査では、果実飲料8検体が調べられました。その結果、いずれからも農薬は検出されませんでした。

原料に使われた果実に農薬が残留していた可能性はあると考えられますが、やはり製造の過程で、除去または分解されたと考えられます。また、生乳20検体も調べられましたが、いずれからも農薬は検出されませんでした。

ちなみに、カゴメによると「製品の原材料となる野菜汁などのペースト状のものについて、残留農薬の検査を行なっていて、検出限界値以下であることを確認してから製品化している」といいます。

つまり、原料となる濃縮された野菜汁などから、農薬が検出されないものを使っているということです。

「では、お茶飲料はどうなの？」という人もいると思います。茶の場合、２６０品目以上の農薬について、残留基準値が定められており、それを守らなければならないことになっています。

したがって、**お茶飲料のメーカーは、まず使用する茶葉に残った農薬が、残留基準値を超えていないことを確認してから、お茶飲料を製造しなければなりません。**

伊藤園によると「お茶の葉の段階で、農薬を検査して、残留基準未満のものを使用している。また、最終的な飲料製品でも検査して、残留基準未満であることを確認しているので、心配ない」といいます。

キリンビバレッジでも「食品衛生法に基づいた農薬の残留基準値の範囲内で製品を製造している」といっています。

仮に残留基準値を下回るレベルで、微量の農薬が残っていたとしても、製造の過程である程度分解・除去され、また多量の水を加えられるので、検出されなくなるか、あるいはごく低濃度になると考えられます。

▼将来、豆乳やビールの原料が変わる？

「遺伝子組み換え作物の安全性が心配です」という人もいるでしょう。飲みものに遺伝子組み換え作物が使われるケースはほとんどありませんが、豆乳などに使われることがないとはいえません。

〈おいしい無調整豆乳〉（キッコーマン飲料）の原材料名には「大豆（米国産）（遺伝子組み換えでない）」とあります。つまり、アメリカ産の大豆ではあるけれども、遺伝子組み換え大豆ではないという意味です。

豆乳のほか、ビールや発泡酒の原料として使われているコーンやスターチは、とうもろこしを原料としており、遺伝子組み換えのものが使われる可能性があります。**今のところ日本では、飲みものの原料に遺伝子組み換えのものは使われていません。**ただ、アメリカやカナダを中心に、遺伝子組み換え作物の栽培はどんどん広がっています。今後は、それらが使われるケースが出てこないとも限りません。

遺伝子組み換え作物とは、細菌やウイルスなど別の生物の遺伝子の一部を切り取って、大豆やとうもろこしなどの植物の細胞に組み込み、それを育て上げたものです。場合によっては、人工的に作った遺伝子を組み込むこともあります。

日本では、２０１１年2月現在で、１４8品種もの遺伝子組み換え作物が安全と判断され、食品として流通できることになっています。それらのほとんどは、除草剤耐性と害虫抵抗性の作物です。

▼そもそも遺伝子組み換え作物とは何か？

除草剤耐性とは、特定の除草剤を使っても枯れないということです。これは、ある種の土壌細菌の遺伝子の一部を切り取り、大豆やナタネなどの作物の細胞の中に組み込みます。すると、その遺伝子が働いて、ある種の酵素が作られます。

この酵素は、特定の除草剤の作用を失わせる働きがあります。そのため、それらの除草剤を撒布《さんぷ》しても枯れないというわけです。

害虫抵抗性とは、作物を食い荒らす昆虫に抵抗性をもっているということです。作り方は、基本的には除草剤耐性と同じです。アメリカを中心に栽培されているのは、蛾の幼虫やてんとう虫に抵抗性のある作物です。

アメリカやカナダ、ブラジルなどでは、こうした除草剤耐性または害虫抵抗性、あるいは両方を兼ね備えた大豆、ナタネ、とうもろこし、綿、じゃがいもなどが、広く栽培されているのです。すでに大豆、ナタネ、とうもろこしの大半は遺伝子組み換えのものになっているといいます。

▼日本の製品は大半が「遺伝子組み換えでない」

遺伝子組み換え作物は、JAS法に基づいて表示が義務付けられています。それは、次のような3種類の表示です。

- **遺伝子組み換え**
- **遺伝子組み換え不分別**
- **遺伝子組み換えでない**

「遺伝子組み換え」という表示は、遺伝子組み換え作物を原材料に使っている場合になされます。たとえば、豆乳を製造する際に、遺伝子組み換え大豆を使っていた場合、原材料名のところに「大豆（遺伝子組み換え）」と表示されるわけです。

しかし、日本では、このように表示された製品は、まずありません。**日本の消費者は遺伝子組み換え作物に強い抵抗感をもっているため、食品メーカーでは、遺伝子組み換え作物を原材料に使うことを避けているから**です。

次の「遺伝子組み換え不分別」は、遺伝子組み換え作物と普通の作物が分別されておらず、混じり合っている可能性がある場合に表示されます。

たとえば、ある地域で、遺伝子組み換え大豆と非組み換えの大豆が栽培されていたとします。それらが収穫された後、特に非組み換えの大豆だけを集めたのでなければ、組み換えされた大豆もふくまれる可能性があります。こういう場合に「遺伝子組み換え不分別」と表示されるのです。

以上の「遺伝子組み換え」「遺伝子組み換え不分別」という表示は義務表示で、これらに該当する原材料を使った場合、必ず食品に表示しなければなりません。

一方、「遺伝子組み換えでない」という表示は、任意表示です。つまり、表示してもしなくてもかまわないのです。ただし、メーカー側は、遺伝子組み換えでないことを強調するために積極的に表示するケースが多いようです。その言葉通り、遺伝子組み換えでない作物を原材料にしている場合に使われます。

なお、大豆やとうもろこしなどで、意図的にではなく、遺伝子組み換えのものが混じってしまった場合、全体の5％以下であれば、「遺伝子組み換えでない」という表示が認められています。

▼遺伝子組み換え作物の問題点

遺伝子組み換え作物は、主に次の二つの点について、安全性に不安があります。

一つは、**組み込まれた遺伝子によって作られた殺虫毒素や酵素が、人間に害をもたらすことはないのか**という点です。厚生労働省では「安全性は確認している」といっています。しかし、それは動物実験で確認したもので、人間が食べて本当に何も問題がないのか、確認したわけではありません。

もう一つの問題点は、**組み込まれた遺伝子の影響で予期し得ない有害物質ができていないか**です。作物の細胞に組み込まれた細菌の遺伝子は、細胞の遺伝子のどこに組み込まれるかわかりません。変な箇所に組み込まれて、その影響で予期し得ない有害物質ができることはないのか、心配されるのです。

また、生態系への影響も心配されています。遺伝子組み換え作物の花粉が周辺に飛び散って、ほかの作物と交配することで、遺伝子が拡散してしまう可能性があります。すでにカナダなどで収穫されて、日本に運ばれてきた組み換えナタネの種子が、運送途中で道路やその周辺に飛び散り、遺伝子組み換えナタネが、あちこちで雑草化しているという問題が発生しています。

4 飲みものに使われる糖分・栄養分を知ろう

▼糖分はとりすぎるのが問題

飲みもので、安全性のほかに問題になるのが、糖分のとりすぎにならないかという点です。

最近、街中や電車などで、肥満気味の子どもをよく見かけるようになりました。その原因の一つが、糖分の多いジュースの飲みすぎにあることは容易に想像できます。

市販されているコーラやジュース、サイダーなどは、1本(500ml)に50g前後の糖分をふくんでおり、エネルギーは250kcal前後になります。毎日それを飲みながら、ポテトチップなどの高カロリーのお菓子を食べ、さらに3食を食べれば、肥満気味になるでしょうし、高血糖にもなりがちでしょう。

そこで、飲みものにノンカロリーの合成甘味料であるアセスルファムK、スクラロース、アスパルテームがやたらと使われているわけです。しかし本来、糖分は体にとって重要なエネルギー源であり、決して「悪者」ではありません。

特にぶどう糖は、脳にとっては唯一のエネルギー源です。したがって、糖分は決して拒絶すべきものではなく、むしろ積極的にとるべきものです。問題なのは「とりすぎ」なのです。

私たちは三度の食事によって、炭水化物、たんぱく質、脂肪、ビタミン、ミネラル、食物繊維といった栄養素をとっています。そのうち、炭水化物、たんぱく質、脂肪がエネルギーとなります。ちなみに、炭水化物（糖分をふくむ）とタンパク質は、1gで4kcal、脂肪は1gで9kcalとなります。

炭水化物と脂肪は、体内で主にエネルギー源となって、体の機能を維持させるのに役立っています。

しかし、とりすぎると、すべて燃焼しきれずに、蓄積されます。その際、炭水化物は、脂肪という形で、皮下や内臓に蓄積されます。もちろん糖分も炭水化物の一種であり、脂肪となって蓄積されます。これが、肥満の原因となるわけです。

また、ショ糖（砂糖）や果糖、ぶどう糖などの糖分は、デンプンに比べて、すばやく消化管から吸収されますので、血糖値を上げることになります。そのため、**糖分をとりすぎれば、血糖値が急激に上がってしまうことになります。**

▼1日にとってよい糖分の量

ではショ糖や果糖、ぶどう糖などの糖分は、どれくらいとればよいのでしょうか？

この点については諸説ありますが、一般的には**糖分は体重1kgあたり1g以下**にすべきという考えが、もっとも合理的でしょう。

体重が50kgの女性が、1日に飲みもので糖分を50gとると、200kcal摂取したことになります。成人女性の1日に必要なエネルギーは、2000kcal前後です。したがって、三度の食事で、ほかに1800kcalくらいとるようにすれば、カロリーオーバーにならなくなります。これは、充分に実現できるでしょう。

子どもの場合、年齢によって差がありますが、6歳から8歳の男子の場合、1日に必要なエネルギーは、1650～1900kcalです。飲みもので糖分を20gとったとすると、80kcal摂取したことになります。残りを食事や飲みものを除いたおやつでとれば、カロリーオーバーにはなりません。これも充分に実現可能です。

したがって、糖分の摂取量を1日に体重1kgあたり1g以下にすれば、それほどカロリー過多になることはありません。肥満につながることもないでしょう。

▼「糖分」と「糖類」や「糖質」は別物！

ちなみに本書では、ショ糖やぶどう糖、果糖などの糖を表す言葉として、「糖分」を使っています。似たような言葉に「糖類」や「糖質」がありますが、実はこれらは多少、意味合いが違っています。

糖類は、どちらかというと科学的な言葉で、ぶどう糖や果糖などの単糖類、ショ糖などの2糖類、さらに多糖類をひっくるめて指しています。

この際、多糖類には、デンプンやデキストリン（ぶどう糖がいくつもつながったもの）も入ります。これらは甘味を持っていないので、**糖類とは必ずしも甘い糖を指すわけではない**ことになります。

糖質は、食物繊維を除いた炭水化物のことです。つまり、体内で消化される炭水化物のことで、ショ糖もぶどう糖も果糖もデンプンもふくまれることになります。

したがって、糖類と似たような意味をもつ言葉です。ちなみに、食物繊維は消化されない炭水化物です。

糖分は、ショ糖やぶどう糖、果糖など甘味をもつ糖の含有量を示すときによく使われる言葉です。そこで、本書では、糖を表す言葉として「糖分」を使いました。

▼なぜ栄養成分を表示しないのか？

飲みものには、エネルギーやたんぱく質などの栄養成分が、どの程度ふくまれているのかを示す、栄養成分表示があります。**栄養成分は、義務表示ではありませんが、飲みものの場合、メーカーがほとんどの製品に自主的に表示しています。**

表示する場合には、健康増進法の栄養表示基準にもとづいて、エネルギー（熱量）、たんぱく質、脂質、炭水化物（糖質、食物繊維）、ナトリウムの「主要5項目」を表示することになっています。（ただし、消費者庁は、栄養成分の表示を義務化することを検討しているので、近い将来、義務化されるようです）。

そのため、飲みもののボトルや缶、紙容器などには、それらの5項目について含有量が表示されているわけです。ただし義務表示ではないので、サントリーの〈伊右衛門〉や〈ウーロン茶〉などのように、製品に表示されていないものもあります。

ホームページには表示されていますが、製品に栄養成分を表示するのは今や当たり前。それを行なわないのは、「何か隠してる？」と思われても仕方ないでしょう。

▼「糖質ゼロ」は、本当はゼロではない

栄養成分表示を見れば、どの程度のエネルギー（カロリー）、脂質、糖質、ナトリウムなどがふくまれているのか、一目でわかります。

ただし、注意しなければならないことがあります。たとえば、エネルギーの場合、「0kcal」と表示されていても、本当に「0」かどうかはわからないのです。

栄養表示基準では、実は「ゼロ」や「ノン」「無」などに関する決まりがあって、エネルギーの場合、**100mlあたり5kcal未満であれば、「ゼロカロリー」や「ノンカロリー」という表示が認められているの**です。そして、成分表示も「エネルギー0kcal」と書いてよいことになっているのです。

これは、糖質（糖類）や脂質、ナトリウムについても同様です。糖質の場合、100mlあたり0・5g未満であれば、「0」と表示できます。脂質は、同じく0・5g未満、ナトリウムは5mg未満であれば、「0」と表示することができるのです。

したがって「糖質ゼロ」や「脂質ゼロ」と大きく表示されていたり、成分表示に「糖質0g」「脂質0g」と書かれていても、そのまま信じ込んではいけません。

特に、糖尿病などの理由で、厳しいカロリー制限、糖分制限を行なっている人は、注意してください。

5 容器の安全性

▼ペットボトルの安全性は高い

飲みものに使われている容器の安全性も気になるところです。飲みものにもっともよく使われている容器は、ペット（ＰＥＴ）ボトルです。今や、ほとんどの飲みものがペットボトルに入っています。

「ペット」とは、ポリ・エチレン・テレフタレートの略です。テレフタル酸またはテレフタル酸ジメチルとエチレングリコールを結合させて、高分子化したものです。透明で、軟化点が２６０度と、耐熱性に優れています。

ペットは、まずそのフィルムがレトルト食品の包装材として使われ、さらに、しょう油のボトルとしても使われるようになりました。ガラスに比べ、軽くて熱にも衝撃性にも強いことが注目されて、炭酸飲料やジュース、お茶飲料、ミネラルウォーターなど、さまざまな飲みものの容器に使われるようになったのです。

ペットを10％ふくむえさをラットとイヌに３ヵ月間食べさせた実験では、栄養状態、

血液、尿に異常は見られず、病理学検査でも、なんら障害は見られませんでした。

そのため、一般的にペットは安全性の高いプラスチックとして認識されており、多くの飲みものの容器として使われています。

▼缶は底が白いものを探せ

飲みものの容器で、ペットに次いで多く使われているのは「缶」でしょう。

缶詰の缶は、スチール（鉄）やアルミニウムでできていますが、実はそれらが内容物の中に溶け出したり、臭いが付着するのを防ぐために、内側に合成樹脂がコーティングされています。**エポキシ樹脂が使われることが多いのですが、その場合、ビスフェノールAという化学物質が微量ながら溶け出すという問題があります。**

ビスフェノールAは、エポキシ樹脂を合成するための原材料です。ビスフェノールAを高分子化してエポキシ樹脂が作られますが、高分子化されないで残ってしまうものがあり、それが溶け出してくるのです。

ビスフェノールAは、環境ホルモン（内分泌撹乱化学物質）の疑いがもたれて、その後数々の研究が行なわれました。今のところ、人間のホルモンを撹乱するという確かな証拠は認められていませんが、疑いが晴れたわけではありません。

そのため、一部の製缶会社では、缶にペットフィルムをコーティングすることによって、エポキシ樹脂を使うのを止めています。これは「タルク缶」といわれ、そこが白く染められているので、底を見ればわかります。この缶の場合、ビスフェノールAが溶け出すという心配はありません。

▼紙パックの内側が気になる？

牛乳やカフェオレ、野菜ジュースなどは、紙パックに入っている製品がたくさんあります。これらは通常、外側は紙ですが、内側はポリエチレンがコーティングされています。紙だけでは、水分が染み込んで破れてしまうからです。

ポリエチレンは、炭素（C）と水素（H）からなる高分子物質で、透明または半透明の固体です。合成樹脂の中ではもっとも安全性が高いとされています。

そのため、砂糖、塩、米、菓子類などの包装や、牛乳やジュースの紙パックの内装材、ラップフィルムなどに使われています。

ラットに対して、体重１kgあたり７・95ｇのポリエチレンを胃の中に投与した実験では、１匹も死亡しませんでした。

また、ポリエチレンを５％ふくむえさでラットを育てた実験では、内臓や組織に異常は見られませんでした。

ただし、ほかの動物の体に植え込んだ実験では、腫瘍が発生しました。避妊具として子宮に挿入していた婦人に腫瘍が発生したという報告もあります。いずれも物理的な影響によるものと考えられますが、皮下に植え込まれるというのは通常ではあり得ないことなので、ほとんど問題にされていないようです。

合成樹脂でよく問題になるのが、可塑剤の安全性です。可塑剤とは、合成樹脂を軟らかくするために添加されるもので、それが食品や飲料に溶け出す可能性があるからです。

しかし、ポリエチレンは、可塑剤を添加しなくても、軟らかいフィルムが使われています。家庭用ラップフィルムは、ポリエチレン製のものが広く出回っていますが、可塑剤は添加されていません。

▼レトルトも危険性はほぼない

飲みものの場合、ゼリー飲料にレトルトが使われています。レトルト食品は、アメリカで宇宙食のために開発されたもので、日本で初めて一般の食品に利用されました。1968年に大塚食品が売り出した〈ボンカレー〉がそうです。

レトルトは、密閉性という点では缶と変わりません。レトルトのフィルムは3層構造をしていて、一般に外層にはポリエステル、中層がアルミ箔、食品と接する内層には合成樹脂のポリエチレンまたはポリプロピレンが使われています。

本書で取り上げたマンナンライフの〈蒟蒻畑〉は、「PE、M」と表示されています。PEは、ポリエチレン、Mはアルミ箔を意味します。ポリエチレンは、紙パックでも説明したように、安全性の高い合成樹脂です。

ポリプロピレンは、炭素と水素からなる高分子物質で、合成樹脂の中では安全性が高いとされています。マウスに対して、体重1kgあたり8gのポリプロピレンを投与した実験では死ぬことはなく、異常も見られませんでした。

ただし、ラットの皮下にポリプロピレンを植え込んだ実験では、肉腫（がん）が発生したとの報告があります。物理的な影響と考えられます。

▼本当は瓶が一番いい！

瓶は、ペットボトルや缶に比べると少ないものの、飲みものの容器として使われています。〈オロナミンC〉や〈リポビタンD〉などのドリンク剤や、〈ファイブミニ〉などのサプリ飲料、このほか、ワインや日本酒にも使われています。

瓶は古くから使われていて、素材のガラスが溶け出すことがないため、安全性が高く、中身の味や香りが変わる心配がありません。そのため、微妙な味わいが勝負の日本酒やワインに使われることが多いのです。

一方で、重くて割れやすいという欠点があるため、炭酸飲料やジュース、ミネラルウォーターなどにはほとんど使われていません。かつては〈コカ・コーラ〉〈ファンタ〉〈ペプシコーラ〉などにも使われていましたが、現在ではほとんど、缶やペットボトルに替わっています。

ガラスは、石英、炭酸Na、石灰岩などを原料として、高温で熱して溶かし、冷却することで作られる透明な物質です。主成分は、二酸化ケイ素です。着色には、金属の酸化物が混ぜられます。

ガラスは、紀元前から使われているとされています。その安全性は、長い使用の歴史によって証明されているということです。

本書に載っていない飲みものをどう判断するか？

本書では、コンビニやスーパー、ドラッグストア、自動販売機などでよく見かける製品を取り上げました。それだけたくさんの人に飲まれていて、影響力も大きいからです。「じゃあ、載っていない製品はどう判断すればいいの？」という人もいるでしょう。

「飲んでもいい」飲みものは、製品の原材料を見れば、おそらく判断できると思います。つまり、添加物が使われていないものか、あるいは添加物の物質名がきちんと書かれていて、それらの安全性が高いものです。

本書で取り上げたもの以外にどれだけあるかわかりませんが（おそらく少ないと思います）、コンビニなどで気になった製品を見つけたら、原材料をチェックしてみてください。

「飲んではいけない」飲みものも、比較的簡単に判断できると思います。まず、合成甘味料のアセスルファムKやスクラロース、あるいはアスパルテームを使っているもの。合成保存料の安息香酸Naを使っているもの。それから、あまりにたくさんの添加物を使っているものです。

それから、糖分の多すぎるものも注意してください。1本に50g以上の糖

column 4

分が入っていたら要注意です。ただし、そんな製品でも、冷蔵庫に入れて何日間かに分けて飲めば、糖分もカロリーもとりすぎることはありません。

判断しにくいのは、「飲んではいけないと飲んでもいいの中間」に属する製品だと思います。たいていの製品には香料が添加されていますが、合成香料はツンとくる刺激性の強いにおいがします。味も口に残るおかしなものになっているので、避けたほうがよいでしょう。

添加物の数は、多くて3種類くらいまでが許容範囲という感じがします。それを超えると、安全性の点でも不安ですし、口の中が刺激されたり、胃の粘膜が刺激されたりする場合があるからです。

ただし、ビタミン類やカルシウム、鉄などの栄養強化剤は別ですが……。

今、ひじょうにおびただしい数の飲みものが売り出されています。しかし、安心して飲めるものは少ないのが現状です。本書を参考にして頂き、より安全な製品を買い求めて頂くことを切に願っています。

本作品は当文庫のための書き下ろしです。

渡辺雄二（わたなべ・ゆうじ）
一九五四年生まれ、栃木県出身。千葉大学工学部合成化学科卒業。消費生活問題紙の記者をへて、一九八二年にフリーの科学ジャーナリストとなる。食品・環境・医療・バイオテクノロジーなどの諸問題を提起し続け、雑誌や新聞に精力的に執筆。とりわけ食品添加物、合成洗剤、遺伝子組み換え食品に造詣が深く、全国各地で講演も行っている。
著書には『コンビニの買ってはいけない食品 買ってもいい食品』『食べてはいけない添加物 食べてもいい添加物』（以上、だいわ文庫）、『食べて悪い油 食べてもよい油』（静山社文庫）、『ヤマザキパンはなぜカビないか』（緑風出版）、ミリオンセラーとなった『買ってはいけない』（共著、金曜日）などがある。

だいわ文庫

飲《の》んではいけない飲《の》みもの
飲《の》んでもいい飲《の》みもの

著者　渡辺雄二《わたなべゆうじ》
二〇一一年三月一五日第一刷発行
二〇一三年七月一日第一七刷発行

発行者　佐藤靖
発行所　大和《だいわ》書房
東京都文京区関口一－三三－四 〒一一二－〇〇一四
電話 〇三－三二〇三－四五一一

装幀者　鈴木成一デザイン室
本文写真　片桐圭
本文印刷　信毎書籍印刷
カバー印刷　山一印刷
製本　小泉製本

ISBN978-4-479-30327-5
乱丁本・落丁本はお取り替えいたします。
http://www.daiwashobo.co.jp

だいわ文庫の好評既刊

＊渡辺雄二
食べてはいけない添加物 食べてもいい添加物
いまからでも間に合う安全な食べ方
"食品"ではない食品添加物の何が危険で何が安全か。毎日食べている添加物を食品別・危険度付きで解説。食品不安の時代に必携！
735円
107-1 A

＊渡辺雄二
コンビニの買ってはいけない食品 買ってもいい食品
お弁当、パスタ、サンドイッチ、お菓子、ペットボトルのお茶……。生活から切り離せないコンビニ食品の危険度と安全度を総チェック！
735円
107-2 A

山本弘人
「薬と食品」毒になる食べ合わせがわかる本
「アスピリン＋奈良漬け＝胃潰瘍」「水虫薬＋ベーコン＝肝臓障害」……危険な副作用の食べ合わせ、知らなかったではすまされない！
680円
115-1 A

＊若村育子
こんな「健康食品」はいらない！
健康食品は気休め？ 科学的実証データも少なく品質や安全性に問題なものも多い。身近な健康食品・サプリからトクホ迄徹底ガイド！
735円
175-1 A

＊済陽高穂
「朝ジュース」で免疫力を高める
朝の生ジュースで「腸管免疫力」がみるみる上がる！ がん医療の第一人者が教える、疲れないからだを作る免疫力の上げ方。
680円
185-1 A

＊松下和弘
最新ミネラルウォーター完全ガイド
カラダにいい水・脳にいい水
市販のミネラルウォーター一三六種を精選・五段階評価！〈本当にいい水〉はダイエット、デトックス、脳、美肌、メタボに効く！
680円
25-2 A

＊印は書き下ろし

定価は税込み（5%）です。定価は変更することがあります。